15歳からの「仕事」の教科書 ❶

医者のしごと

聖路加国際病院 院長
福井次矢

はじめに

私の出身は、高知県の足摺岬にほど近い土佐清水市中浜という漁村です。ジョン万次郎が生まれた家のすぐ近くで生まれました。すごい田舎ですので、村にはいつもお医者さんがいたわけではなかったようですが、私が子供のころ、診療所にいたお医者さんは、どういうわけか私を非常にかわいがってくれた、と聞いています。ちょっと切り傷ができると家への帰り道に診療所に寄って、手当をしてもらったことを覚えています。

当時の村では、お医者さんはある意味、特別な存在でした。家でのお産が当たり前の時代だったので、私の弟が家で生まれたときも、彼が産婆さんと一緒に母親のケアをしてくれた記憶があります。小学生の私は、「何かあれば頼りになる、優しい人」というイメージを医者にもち、いつしか「自分も大きくなったら……」と思うようになっていったのです。

当時、実家はかつおの一本釣りの網元だったので、職業と言うとまず漁師、その他、農家、お店という数少ない職業像の中で、最も魅力的に映ったのが医者だったのかもしれません。

その頃思い描いていた医者の仕事は、自分が生まれたところ、つまり地域の診療所で働くというものでした。それがどういうわけか、いまは、その対極にある大病院で働いているわけですから、人生とは不思議なものです。ただ、私だけではなく、多くの人が大学の医学部に入学したときに思い描いた医者像とは、かなり違う道を進んでいます。

たとえば医学部入学当初は、かなり多くの学生が「過疎地で地域医療のために働きたい」と考えていますが、在学中に段々と数が減り、大病院の専門医や外国や日本の大学などで研究者として働きたいと思う人が増えていきます。また、大学を卒業して、病院で働くうちに、段々と自分がどのような医者になりたいかが見えてくる人も少なくありません。

勉強することの多い医者という仕事では、最低6、7年は医療現場で経験を積まないと、1人前にはなれません。だからこそ、自らの道を選ぶにあたってはある程度、慎重であってしかるべきです。実際米国では、医者という仕事の選択自体を、一般の大学を卒業するか、社会に出るかした後でなければ、できないようになっています。日本のように、18歳で医者という道を選択するのは、実は早すぎるかもしれません。

医者という仕事は一人前になるまでの教育期間が長く、その後も一生の間、勉強し続けなくてはなりません。やりがいがある一方で、責任は重く、仕事も決して楽ではありません。たゆむことなく進歩する医療にきちんと付いていき、つねに最善の医療を患者さんに提供することが医者の役目だからです。

一人前になる上では、臨床研修と呼ばれる、大学を卒業した直後の現場教育が重要で、この時期、多くの患者さんを受け持って様々な診療を行いながら経験を積み、知識を身に付けていくことになります。ここで、どのような経験をするかは、その後の医者としての人生を決定付ける大きな要因になるでしょう。

重要なのは、この期間に、診療の幅広い知識と技術を身につけることです。最初から呼吸器なら呼吸器の勉強しかしないと、人の身体のパーツしか診れない医者になってしまいます。それでは、患者さんが持っているかもしれない他の病気との関係や、その人の考え方、家族、仕事といった社会環境に配慮して、最も合った医療を提供するという医者本来の仕事ができなくなってしまうからです。その意味では、ようやく最近になって、幅広い知識と技術を身につけるための研修プログラムが整備され始めてきたと思います。

ここで、本書を手に取った皆さんに伝えておきたいことがあります。それは、医者の資質です。私は、医者に資質があるとすれば、それは、人と話をするのが好きで、人に興味を持つことだと思っています。つまり医者とは本来、人が好きでないとできない仕事なのです。

私が師と仰ぐ、96歳となったいまも現役の日野原先生と話をしていて、いつも感銘を受けるのは、先生が、常に患者さんのすべてを理解した上で最適な医療を提供しようと心がけていることです。それは、日野原先生自身が患者さんのことを好きだからにほかなりません。

私が現在働いている聖路加国際病院の医療もまた、そうした精神に貫かれています。そして「患者中心の医療」という言葉に代表される理念に賛同した人が集まってきているからこそ、良い伝統が守られているのです。

医療の世界では、科学的アプローチももちろん重要です。しかし、医療の現場において何よりも重要なのは、患者さんの話を聞き、患者さんの苦痛を和らげ、患者さんの病気を治すことです。そして、そのためには、時には、無駄に思えるようなこともやらなくてはならない。それもまた、医者の仕事なのです。

本書を通じて、皆さんが、医者の仕事の素晴らしさを少しでも理解していただければと願っています。

聖路加国際病院院長　福井 次矢

2章 医療の考え方

3章 医者の仕事場

5章 医療の問題

1章

医者の仕事

① 医者は、患者と病気を理解する

ふつう病院に行くと、まず診察室に通されます。そこで医者は患者さんに色々なことを聞きます。具体的な症状、最近かかった病気、持病や家族の病歴などです。一通り聞き終わると、今度は、患者さんの身体に聴診器を当てて肺や心臓の音を聴いたり、お腹を触って痛みや腫れ具合を調べたり、体温を測ったり、ときにはレントゲン写真を撮ったりします。いったい何をやっているのでしょう。

これらはすべて、医者が、患者さんの身体と病気の状態を理解するために必要な情報を集めているのです。言葉で病状を聞く、自らの五感（視る、聴く、触る、嗅ぐ、味わうという5つの感覚）を使って身体を調べる、計器を使って体温や血圧などを測定する、レントゲンや内視鏡などを使って患部を視ることで、医者は必要な情報を集め、それらを総合的に判断して、病気を診断します。

一口に病気と言っても、その種類や病状は様々で、患者さんの体質や環境も様々です。医者が、1人ひとりの患者さんに合った形で治療をするためには、まずは身体のこと、病気のことをきちんと理解する必要があるのです。

では、具体的に医者が何をやるのか、みていきましょう。

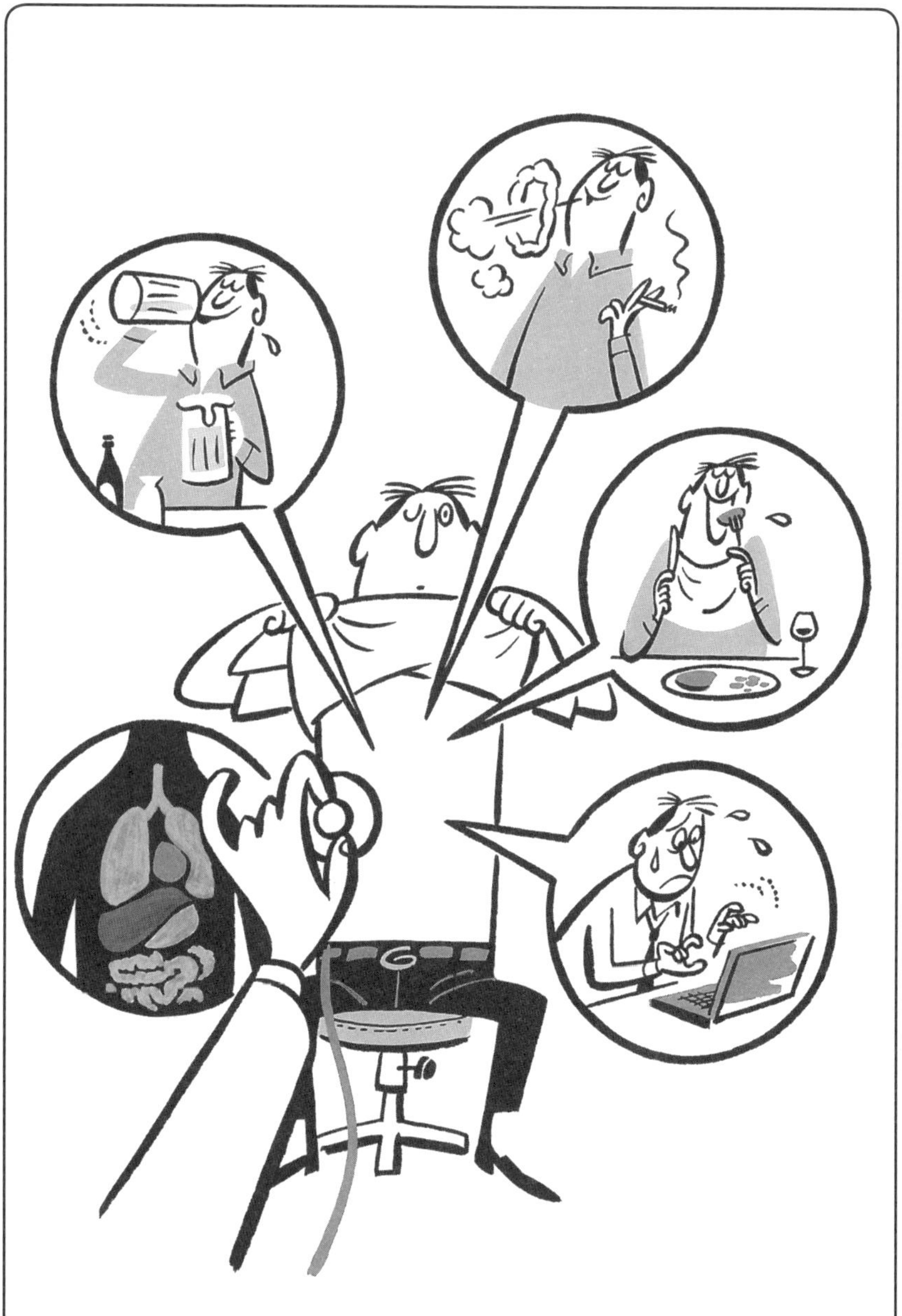

［診察］

患者の診察は、通常「医療面接」「身体診察」という手順で進められます。

医療面接では、「どんな症状がいつから出たか」「症状はずっと続いているのか、時々出るのか」「痛みはあるのか」などを聞きます。必要があれば、患者の年齢、職歴、職場環境、食習慣、現在かかっている病気、これまでかかった病気、家族の病歴なども尋ねます。年齢や病歴、職場環境などによって、疑われる病気の種類が大きく変わってくるためです。

身体診察では、まずバイタルサインと呼ばれる脈拍数、血圧、呼吸数、体温を測定し、次に、視診、触診、打診、聴診を行います。

視診では、患者の顔、身体、動作から、患者の状態を把握します。触診では、手や指で患者の身体に触れて、痛みの有無や腫れなどから病気の原因を探ります。打診では、胸部や腹部を指で叩いて、どのような音がするかによって身体の中の状態を推測します。そして聴診では、頸部、胸部、腹部などに聴診器を当て、肺や心臓の動きに伴って発生する音から異常の有無を推測します。

身体診察の目的は、医療面接で考えられた病気について、異常が出ると思われる身体の部位を系統的に診ることです。たとえば、医療面接で肺炎かもしれないと判断したら、胸に聴診器を当てて呼吸音が小さくなっていないか、肺の中に水分が貯まっていないかを確かめます。さらに、視診でくちびるや爪に青黒い変色が認められれば、かなり重症な肺炎だと判断するのです。

このように、診察では様々な手段を用いて、病気についての情報を集めていくのです。

診察では、様々な手段で病気に関する情報を集める

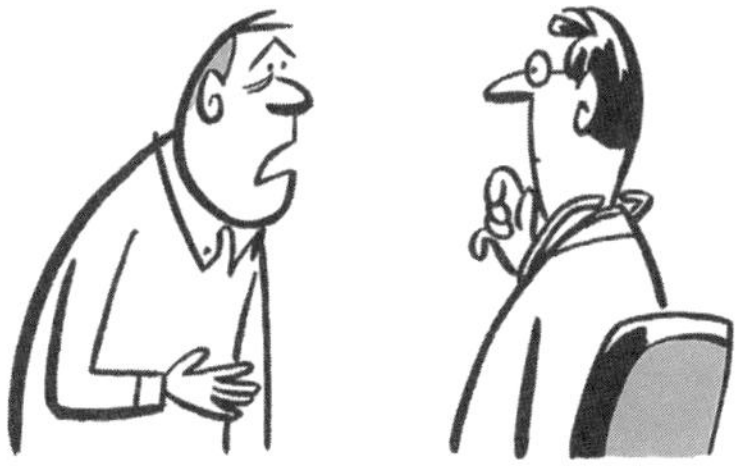

医療面接では、患者さんの病状を聞き、原因に目星を付けるだけでなく、患者さんの不安を汲み取り、医師を信頼してもらうことで、治療に対して前向きになってもらいます。

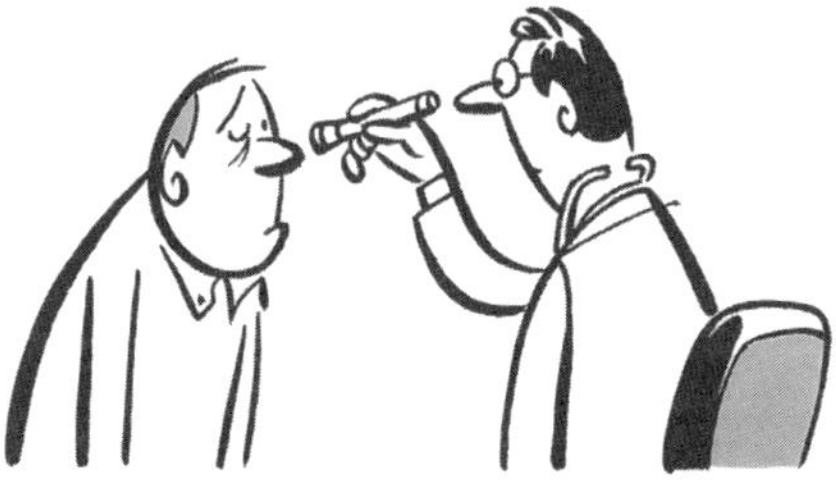

視診では、姿勢・歩き方から骨格や運動神経などの異常をチェックし、次に椅子に座ったときの表情・顔色・目の色を観察して、栄養状態や表情などの異常を確認します。

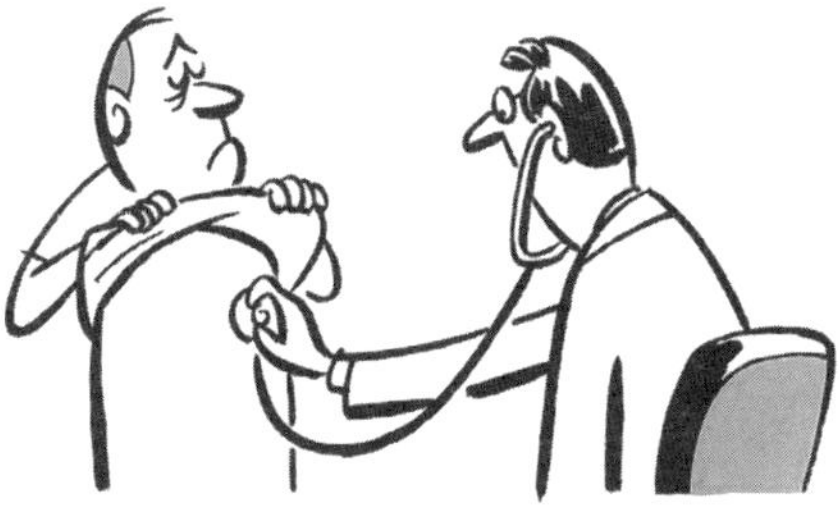

聴診では、聴診器を胸や腹にあてて聞こえる音から病気の有無や種類を診断します。聴診器を胸にあてることで心音や呼吸音を聴き、腹にあてることで腸音や血管音を聴きます。

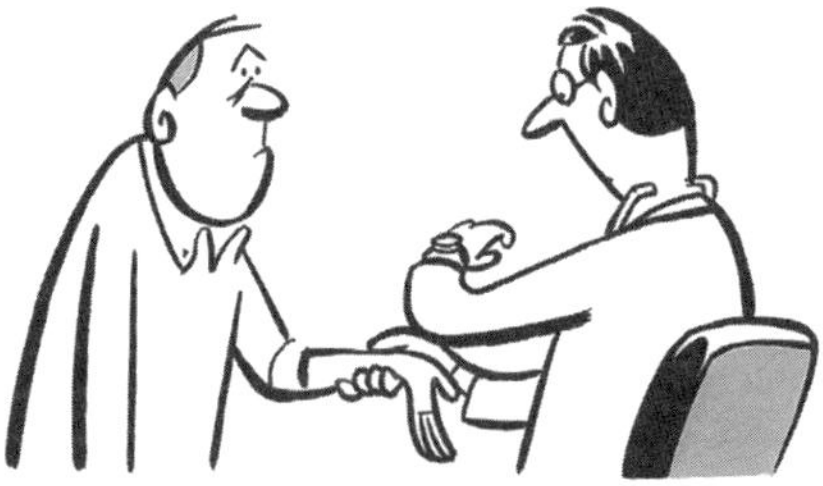

脈拍測定では、心室の収縮により血液が大動脈に送り込まれる時に生じる波を、手首の動脈から測ります。規則正しい脈を整脈、不規則に乱れている脈を不整脈と言います。

［診察❶］

年齢・性別・病歴・症状から、徐々に病気を絞り込む

医療面接は、患者さんとの最初の顔合わせですが、そこでは多くの情報が得られます。診察室に入ってくる患者さんが男性か女性か、若者か中年か老年かによって、考えられる病気や病状が大きく変わります。

「胸が痛い」と訴えてきたのが若者であれば大きな病気の可能性は低いのですが、60～70代の人はそういう訳にはゆきません。胸の痛みを覚える年配の人には、心臓や血管に関する大きな病気（心筋梗塞［※1］、狭心症［※2］など）の可能性が高いからです。

また患者さんの病状を判断するうえで、「いつから発症したのか」と「どのように発症したのか」は重要な情報です。同じ「胸の痛み」でも、「徐々に痛みを覚えるようになった」のと、「何月何日の何時何分ごろ突然痛くなった」のでは、意味するところはまったく違うからです。

［※1］心筋梗塞
冠動脈が完全に詰まったり、急激に細くなったりして、心臓の筋肉細胞が死んでしまい機能が低下すること。

［※2］狭心症
心臓の筋肉に血液を送っている冠動脈が細くなったり、詰まりかかったりして、心臓への血液の供給が少なくなること。

突然発症するのは、多くの場合、人間の「管」に関係する病気です。「管」とは、血管や尿管など、人の身体に張り巡らされているパイプのこと。症状が突然現れるのは、多くの場合、それらが詰まるか破れるかしたときです。たとえば、血管が脳で破れれば「脳出血」に、心臓を養う血管が詰まれば「心筋梗塞」になるわけです。

対して、何ヶ月もかかって徐々に発症した病気の場合には、「どのようなときに発症するのか」の情報が重要なので、「どんなときに具合が悪くなり、どんなときに症状が軽くなるか」を詳しく聞きます。たとえば、「身体を動かしたら症状が出る」場合には、心臓、肺、筋肉に原因があることが多いのですが、これは人間が身体を動かすと多くの血液が循環し、心臓、肺、筋肉に負担がかかるからです。逆に、「静かにしていたら痛くなる」場合には、たいてい病気の原因は精神的なものです。横になると不整脈［※3］が出るなどの症状は、通常、命に関わる病気の可能性は極めて低いので、医者は、「身体を動かすと症状が出る」患者さんに注意を払って診察を進めます。

医者はこのように、患者さんの話を聞きながら、考えられる病気の候補を絞り込んでいくのです。

［※3］**不整脈**
不規則な脈、異常に速い脈（頻脈）や遅い脈（徐脈）など、脈の打ち方がおかしくなること。

［診察❷］

面接時に考えた診断の7割が、最終診断と一致した

私は20年ほど前に「医療面接、身体診察のときに考えた診断が最終診断とどれくらい一致するか」という研究を行いました。最終診断とは、医療面接、身体診察に加えて、放射線検査や内視鏡検査、病理検査などの結果、医者が最終的に下した診断のことです。

６０２１名の患者さんについて、12人の医者に、毎日毎日、医療面接の後、身体診察の後、検査結果がわかった後に考えられる病気の名前を書いてもらい、それを最終診断と比較しました。

すると、病気や症状によって少々異なるものの、医療面接後に書いた診断の70から75パーセント、身体診察後の診断の85パーセントが最終診断と一致していたのです。しかも大部分の医者は、病歴を聞き終わった時点で、診断結果を2つか3つくらいに絞っていて、身体診察時にはかなりの確率で正しい診断に

にたどりついていました。

医者は、患者さんの話や診察だけから情報を得ているわけではありません。歩き方、表情、喋り方からも、患者さんの身体の異常を把握しています。患者さんを注意深く観察することで、その後の診察、検査を効率良く行うことができるのです。たとえば心臓に関する病気であると見当をつければ、その後の身体検査では、胸の上からの触診で心臓の動きに異常がないかを確かめたり、聴診で心臓の音に異常がないかを聴いたりします。聴診の結果、心臓の鼓動に雑音が混じっていれば、心臓の収縮力の異常や心臓の弁の異常を予想します。さらに、首の頸動脈、腹部の動脈、腎動脈〔※〕を聴診して、雑音が混じっていれば、「血管が細くなっていて、心臓で動脈硬化が起こっている可能性が高い」と判断するわけです。

このように、医療面接である程度診断を絞り込むことで、身体診察ではその病気によって影響が出る可能性の高い部位を詳しく診ることができ、ひいては早期に病気を特定することができるのです。

このように、医療面接、身体診察の段階で、いかに病気や患者さんの情報をきちんと把握するかが、その後の診療の進め方を大きく左右するのです。

〔※〕**腎動脈**
腎臓へ血液を運ぶ動脈のこと。

[検査]

医者は、医療面接、身体診察によって患者の病名を絞り込んだら、専門スタッフに検査を依頼します。

検査は大きく3つに分けられます。患者から採った血液、尿、便、細胞などを調べる「検体検査」、心電図や脳波測定など患者の身体を直接調べる「生理機能検査」、そして様々な手段で身体の内部を視る「画像検査」です。

検体検査には、尿や便などを調べて腎臓や肝臓の異常をチェックする「一般検査」、赤血球や白血球を調べて貧血や炎症の程度をチェックする「血液学検査」、血液中の糖質やタンパク質、ビタミン、ホルモンなどを調べて臓器の異常を把握する「生化学検査」などがあります。

生理機能検査では、心臓を調べる場合には「心電図」、脳神経を調べる場合には「脳波」などが用いられます。

身体の内部を画像で確認する画像検査には、X線をあてて投影データを映像化する「レントゲン撮影」や「CT（コンピュータ断層撮影）」、ファイバースコープなどを身体に入れて内部を映し出す「内視鏡検査」、超音波をあててその反響を映像化する「超音波検査」などがあります。

医者は、医療面接や身体診察で絞り込んだ病気によって検査項目を決めます。たとえば、患者に心臓病の疑いがあれば、通常、血液検査、心電図を行います。もし患者が心筋梗塞であれば、血液検査では血液中に心臓の筋肉から流れだす物質が検出され、心電図には異常な波形が記録されます。

このような様々な検査の結果、医者は病名や病状を特定し、治療へと移るのです。

検査では、数値や映像などから病気を特定する

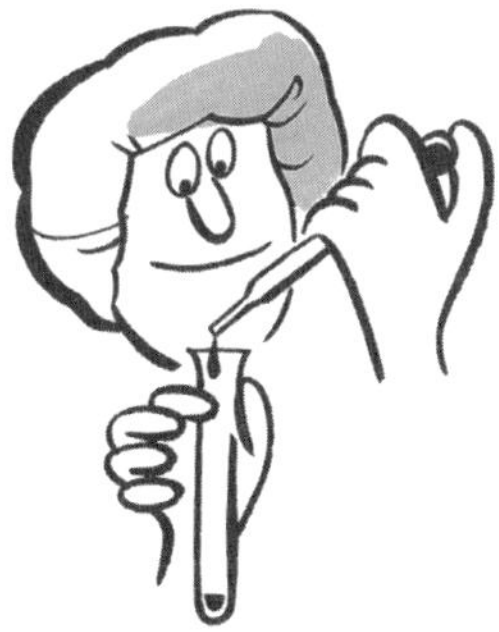

血液検査では、血液中に含まれる「電解質」「酵素」「タンパク質」「糖」「脂質」「ホルモン」「赤血球」「白血球」「血小板」などの割合、数、機能などを正常値と比較します。

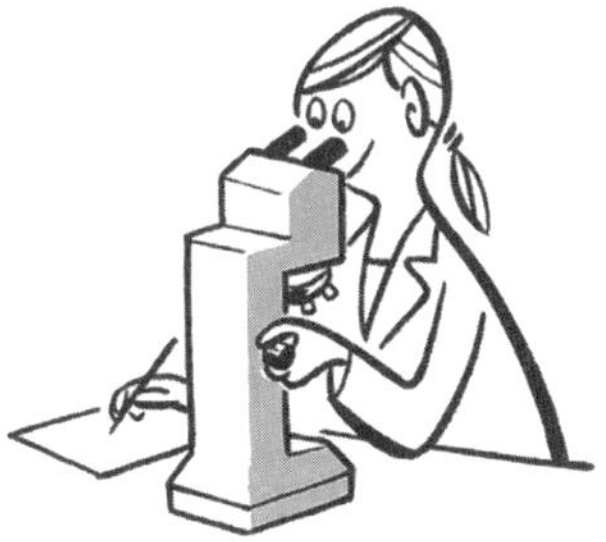

細菌検査では、通常、肉眼では確認できない細菌を、検査液を使って染色し、光学顕微鏡で拡大して確認します。顕微鏡検査では細菌のほか、細胞や白血球なども観察します。

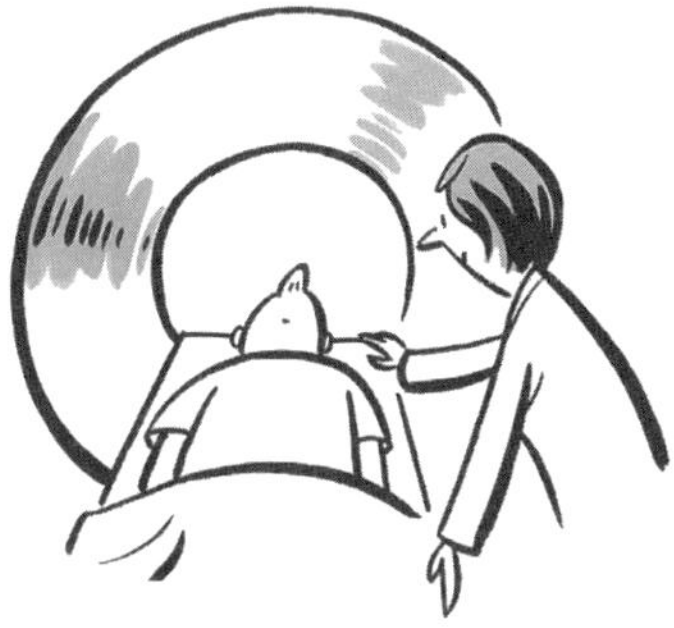

CT 検査では、患者の周囲からX線を照射して人体を透過したX線の量から、コンピュータによって人体の断面画像を再構成します。コンピュータ断層撮影法とも呼ばれています。

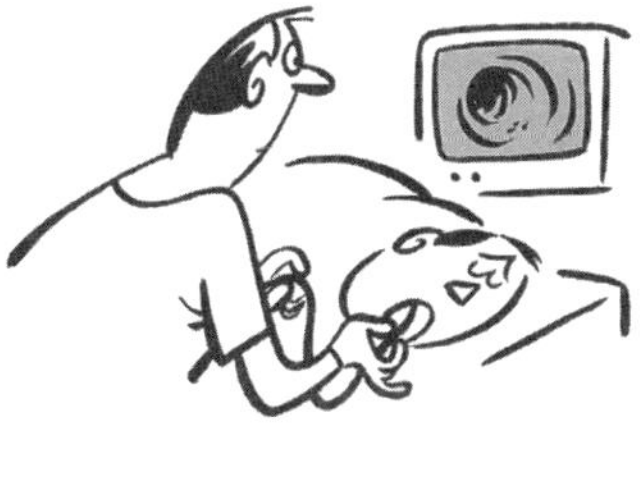

内視鏡検査では、柔軟なチューブ状の内視鏡を用います。口から挿入する場合には、食道、胃、十二指腸を、肛門から挿入する場合には、肛門、直腸、大腸を観察します。

［検査❶］

検査では診断の精度を高め、治療の効果を確かめる

医者が検査をする目的は、2つあります。

1つは、医療面接、身体診察の後に、想定した病気が身体に引き起こす異常を画像や映像、あるいは数値などの形で確かめることです。検査することによって、診断の精度をより高めるわけです。実際、前述の私の研究でも、検査後の診断は、身体診察後の診断よりもさらに5パーセント、最終診断との一致率が高くなっていました。

検査の結果、診断から想定される異常が見られない場合には、再度診断を考え直します。たとえば、心筋梗塞だと思ったのに血液検査や心電図でまったく異常がなければ、もう1回患者さんの話を聞いたり、身体診察したりして、他の病気の可能性を探り、検査によってそれを確かめるのです。このように、検査は誤った診断をする可能性を下げてくれるのです。

検査のもう1つの役割は、治療が効いているかどうかをチェックすることです。そもそも治療法というのは、同じ病気であっても症状の程度や患者さんの体質によって、効き目に個人差が出るものです。1つの治療法を試してみてうまくいかなければ、治療法を変更しなくてはなりません。そのためには、治療を進めながら、何らかの手段でその治療法が患者さんに効いているかどうかを確かめなくてはならないのです。

そのためには、検査によって、治療の効果の指標となるデータを定期的に取って、経過を観察することが有用です。たとえばレントゲンで肺炎が見つかったとします。治療開始前、血液検査の結果、白血球の数は15000程度と非常に多く、体内で白血球と病原菌が激しく戦っていることがわかりました。そこである抗菌薬〔※〕を患者さんに投与して、3日後に再び血液検査をすると、白血球の数が10000まで下がっていました。この検査結果は、抗菌薬によって病原菌による炎症が治まりつつあることを意味しているので、医者は「その抗菌薬が効いた」と判断するのです。

このように検査は、診断の確定と治療の有効性判断という2つの側面で非常に重要な役割を果たしているのです。

〔※〕抗菌薬
細菌に抗菌力を持つ薬の総称。広義の抗菌薬には、抗生物質も含まれる。

［検査❷］

医者の持つ診察能力の重要性を、日野原先生に学ぶ

かつて検査の技術があまり発達していなかったころ、医者は、医療面接と身体診察だけで診断を下さなくてはなりませんでした。そのため医者は、非常に高度な医療面接、身体診察の能力を持っていました。

そのことを、私は研修医だったころ、日野原重明先生の回診で切実に感じさせられました。

そのとき、聖路加病院の病棟では、入院患者さんの病気の診断がつかず、関係者一同が困り果てていました。症状は出ているのに、レントゲンや心電図など多くの検査をして、様々な専門の先生が替り替りに診察しても、さっぱり原因がわかりません。

その患者さんを、日野原先生が若い医師とともに診ることになりました。日野原先生は聴診器をそっと当てるなり、一言、こう言ったのです。

「ノックサウンド［※1］が聴こえます。収縮性心外膜炎［※2］ですね」

その後、改めて検査をすると、確かに典型的な収縮性心外膜炎でした。これには本当に驚きました。どんなに検査をしてもわからなかったことを、五感を使った診察だけでピタリと診断できる医者が目の前におられるということに驚かされたのです。

通常、病院に入院している高齢の患者さんは、5から10個程度の病気を持っているものです。普通の医者は、そのうちのせいぜい2つか3つ、自分の専門に近い病気や症状しか把握しません。すべてを把握していなくても、いくつかの症状に対処し、原因を取り除けば、多くの場合、患者さんは自身の治癒能力で回復することが多いからです。

しかし日野原先生は違います。患者さんに起こっている10個の問題点すべてを把握して、解決しようと努力するのです。そうして積み重ねてきた患者さんについての経験や知識があるからこそ、他の医者の診察や数々の検査でもわからなかった病気が、たった1回の身体診察だけでわかってしまうのです。

医者は検査だけに頼ることなく、診察能力を磨かなくてはならないと感じた出来事でした。

［※1］ノックサウンド
コツコツとした音。

［※2］収縮性心外膜炎
心臓の外の膜が炎症を起こして硬くなり、心室の拡張が常に障害された状態。

② 医者は、治療方針を決めて治療する

診察や検査で、病気のことを理解したら、いよいよ病気の治療です。治療に入る前に、医者には1つ仕事があります。それは、患者と話し合って、どのような形で治療を進めるのかを決めることです。患者に「どのような病気にかかっているか」「身体はどのような状態か」などを、検査結果とともに説明して、多くの場合、患者に病名を告げます。

患者と病気の情報を共有したら、医者自身が最も適切だと思う治療法を、その効果や危険性とともに患者に提示します。複数の選択肢があれば、それぞれの治療法について「成功率は○%くらいです」「これくらい副作用があります」などと説明し、「自分としてはどの治療法を勧めるか」をその理由とともに説明するのです。

その上で、患者の希望を尊重した治療を行うことになります。治療開始後は、効果が出なかったり、副作用が強かったりすれば治療法を変更しなければなりません。そのため、定期的に検査をして効果を確かめ、治療方針を適宜修正しながら、病気が治るまで治療を続けるのです。

では、具体的に医者が何をやるのか、みていきましょう。

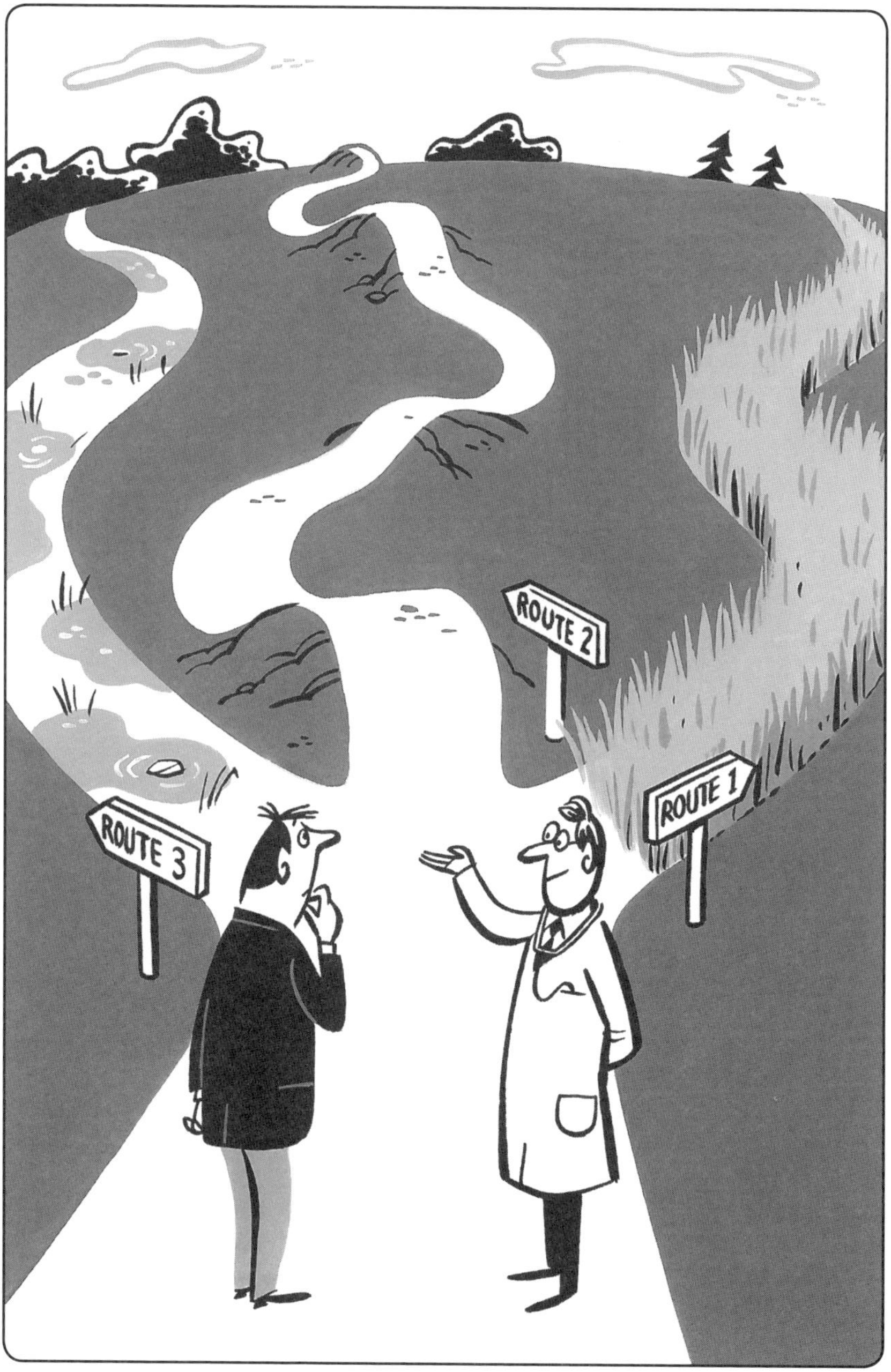
ROUTE 2
ROUTE 1
ROUTE 3

［診断］

診断とは、医療面接、身体診察、検査の結果を総合し、患者の病気が何なのかを決定することです。これは「臨床診断」とも呼ばれ、このほかに通常の診察や検査だけでは病名を特定できない場合に行う、患者の身体から摂取した組織や細胞を調べて診断をする「病理診断」、ある病気にのみ効く治療を行ってみて病状が改善したらその病気だったと判断する「治療診断」などもあります。

診断にあたって医者は、病気の重さや進み具合、治療の緊急度だけでなく、患者の生活環境、病気の背景、病気の直接原因、病気の治療中や治療後に影響しそうな事柄を把握します。その上で、自身の過去の経験や、医学書、医学雑誌、文献データベース、インターネット、診療ガイドラインなどを参考に、治療法をいくつかに絞り込んでいきます。

医者は、絞り込んだ治療法について「治療の名称・意味・効果・危険性」「治療後の経過予想」「治療にかかる費用」などを、患者さんに分かりやすく説明します。

たとえば、患者が胃がんであれば、がん細胞が胃の粘膜だけに止まっていれば手術や内視鏡を勧めますが、肝臓や肺などへ散らばっていれば、手術での完治は難しいので、化学療法（抗がん剤）を勧めます。

診断は、必ずしも判断材料がすべて揃ってから行うとは限りません。緊急時などは病歴の情報だけで考えられた病気に対してすぐに治療に取り掛かることもありますし、治療中に診断を変えることもあります。

正確な診断を下すのが難しい場合には、とりあえず診断して、十分な情報を得てから、再度、診断し直すのです。

診断では、様々な情報を総合して病名を決定し伝える

医者向けの書籍は、「医学書院」「南江堂」「医学出版」など、様々な出版社が刊行しています。「今日の治療指針」という本などは、59年の刊行以来、60万部売れているそうです。

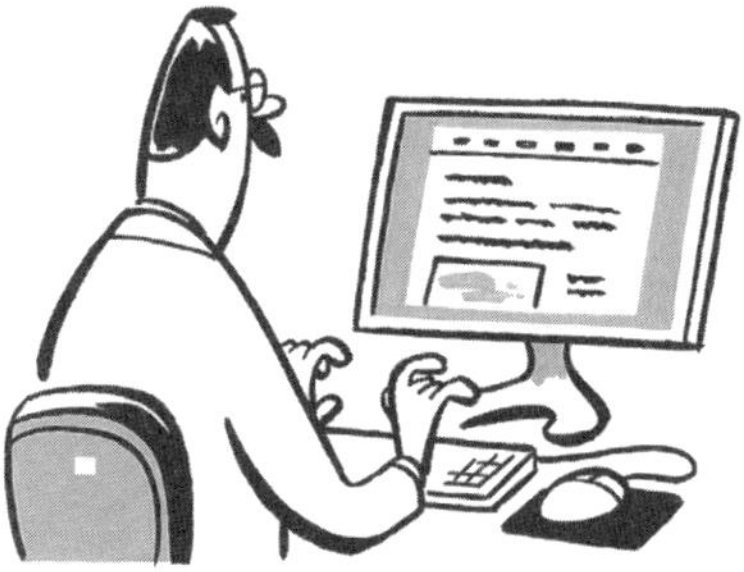

公共の医療情報サービスとして、日本医療機能評価機構の実施する医療情報サービス「Minds（マインズ）」があります。マインズはWebサイトからアクセスできます。

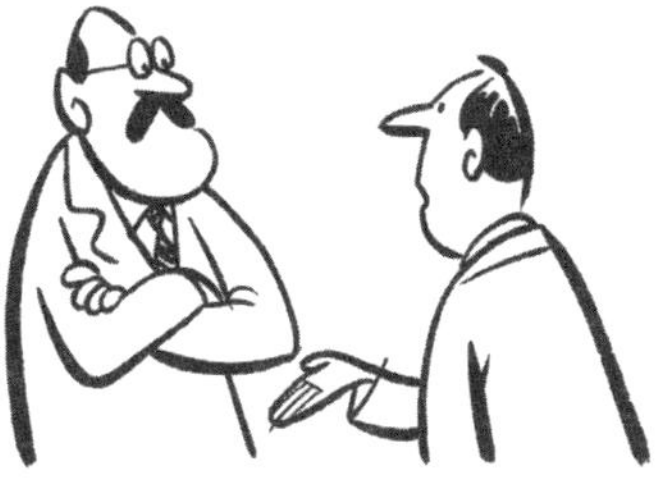

病院には様々な形で、先輩医師の助言を受ける機会が設けられています。特にカンファレンスと呼ばれる勉強会では、質問されたり、質問したりして、たくさんのことを学びます。

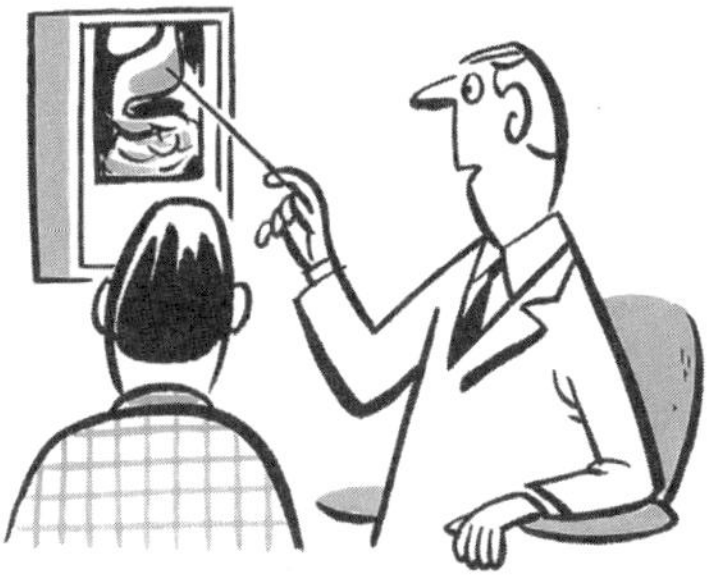

医者が患者に診断結果を伝える際には、通常、レントゲン写真、血液検査や尿検査の数値、心電図、CTによる画像、超音波検査による画像、などを見せながら説明していきます。

［診断❶］

ここ十数年で、医者と患者の関係性は大きく変わった

かつて、患者さんの治療は、その医者自身の経験や知識に基づいて、担当医が決めるという考え方が通常でした。ある意味、医者は父親のような存在であり、患者さんは父親の言うことを聞く子供の立場という考え方で治療が進められたのです。

しかし70年代の米国で「医者が患者さんに対して、受ける治療内容や意味、効果、危険性、予後、治療費用などについて、十分かつ分かりやすく説明をして治療の同意を得る」という「インフォームド・コンセント」の考え方が一般に広まり、日本でも広く採用されるようになりました。

実は、米国でインフォームド・コンセントを医者と患者さんの関係の基本に置こうと考えた背景には、医療訴訟［※］に対する医者の防衛策という側面もあります。「この治療法で過去何人の人は病気が治った」ということはわかっても、

［※］医療訴訟
医療行為の適否、患者さんに生じた死亡・後遺症などの結果と

「あなたの病気でこの治療法が効く」かどうかはわかりません。病気も身体も置かれた環境もすべて同じ、という患者さんは存在しないからです。

医療には、このように確率的にしか言えない部分があります。しかし医者にとっては「ベストを尽くしたが悪い結果が出た」ケースも、患者さんにとっては一大事です。これが、医療の限界であり、医者と患者さんとの間に誤解が生じる大きな原因なのです。

インフォームド・コンセントの大きな役割の1つに「未来に起こることを100パーセント予測できない」という事実をきちんと伝えることがあります。しかし実際には、「1万人に1人しか起きないことまですべて話すのか」「治療の前の説明にどこまで時間を使うべきか」「説明しても患者さんや家族が本当に理解して覚えていてくれるのか」など多くの問題をはらんでいます。

そのため医療の現場ではつねに、「どこまで説明すればいいか」についての見解が揺れ動き、「話した」「話していない」というような問題も起こっています。かと言って、「インフォームド・コンセントの会話は必ず録音しておく」「患者さん側がすべて書類にサインする」というやり方が大きな負担になるのも事実です。これは非常に難しく、悩ましい問題なのです。

不適切な医療行為との因果関係、その結果に伴って発生した損害の有無と金額が争点となった民事訴訟のこと。

［診断❷］

治療方針は、データに基づいて決める時代になった

医者と患者さんの関係性が変わったのと同様に、医者による治療方針選択の考え方も大きく変わりました。

かつて治療方針とは、患者さんの担当医が、自身の知識や経験に基づいて選ぶものでした。しかしこれでは、医者によっては、医学の進歩に追いつかず、医学生の頃に教わったままの治療法を続けてしまうという問題が起こりがちです。

そのため、ここ10年ほどの間に「病気や症状」と「治療」の関係性に関して、その効果や治癒率［※］についての客観的な統計データが集められ、最も効果的な治療法のガイドラインが世界的に標準化され、公開されるようになりました。

これは、これまでの（個人の）経験重視の医療を見直し、質の高い診断と治療を行うための取り組みです。

［※］治癒率
病気が治る割合のこと。

こうした取り組みは「根拠に基づいた医療（Evidence-based Medicine：EBM）」と呼ばれ、その標準ガイドラインは、現在、インターネット上に公開されており、日本でも厚生労働省の研究班などによるものが発信されています。私は米国の病院や大学に留学している間に医療統計の重要性に気づいて勉強して帰国し、ＥＢＭの考え方を日本に紹介しました。

この取り組みによって、誰もが容易に、ある病気、症例に対するもっとも効果的で、もっともリスクの低い治療法を、世界中の専門家の意見とともに確認することができるようになりました。

その結果、医者の患者さんに対する説明も、以前とは違ったものになりつつあります。たとえば患者さんが肺炎の場合、「放っておいたら死亡する確率がどれくらいあるか」「今得られている検査の結果ではどのような原因菌が考えられるか」「それに対してはどんな抗生物質が一番効くか」「効かない確率は何パーセントあるか」「その薬にはどんな副作用があるか」などを世界中でもっとも信頼できるデータに基づいて説明することができるからです。

こうした事実に基づいたデータがあるからこそ、目の前の患者さんに対して「これが最善の治療法です」と医者が自信をもって説明できるのです。

［治療］

一般的な治療法には、栄養素や薬などを用いる「内科的治療法」と、身体にメスを入れて患部を切除するような「外科的治療法」があります。

内科的治療法には、「内服薬」のほか「注射」や「輸血」、必要な栄養を血管から体内に入れる「輸液」、機能しない腎臓の代わりに血液をきれいにする「透析」などがあります。糖尿病や高血圧などの生活習慣病の治療には「食事・栄養療法」や「運動療法」などが有効ですし、心筋梗塞の治療にはカテーテルを使った「薬剤注入」や「血管拡張」が用いられます。

外科的治療法には、手術や臓器移植などがあります。いずれもメスなどを使って実際に人の身体を切り開き、炎症や腫瘍などの病気の原因箇所を取り除いたり、冠動脈バイパス術などで組織・器官の形を整えたり、病気のために働かなくなった部位を他人の組織・器官や人工臓器と交換したりします。

治療はまた、「原因療法」と「対症療法」という分け方もできます。原因療法は、病気を起こした原因そのものを取り除こうとする治療法です。たとえば、病原体が原因の病気に対しては、病原体そのものを殺したり、取り除いたりするのが原因療法の典型的な例です。

対症療法は、原因を完全に取り除くのが困難な病気の場合に、とりあえず痛みを和らげたり、熱を下げたりする治療です。一般的な「かぜ」に対しては、解熱剤や症状を和らげる薬などで、身体を楽にして、人本来の治癒能力で病気が治るのを待ちます。また、末期がんなど、治癒の見込みのない患者の痛みなどのつらい症状を和らげる「ターミナルケア」もまた対症療法の1つです。

治療では、病気や病状に応じて様々な方法を選択する

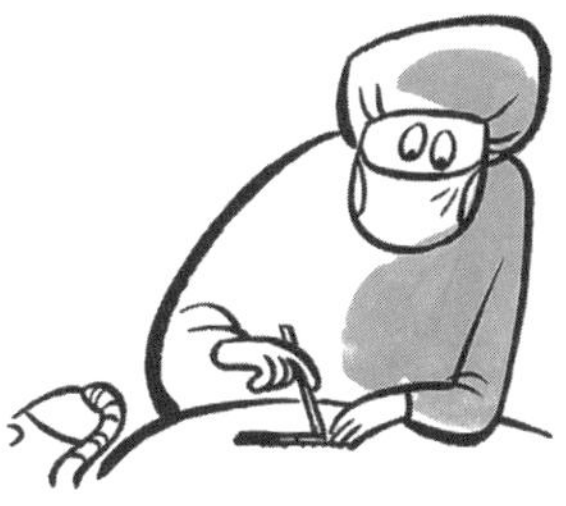

外科手術の対象は、脳、心臓、胃といった臓器から、眼や鼻などの器官、血管や皮膚といった組織に至るまで様々です。手術時間は数十分から10数時間に及ぶものまであります。

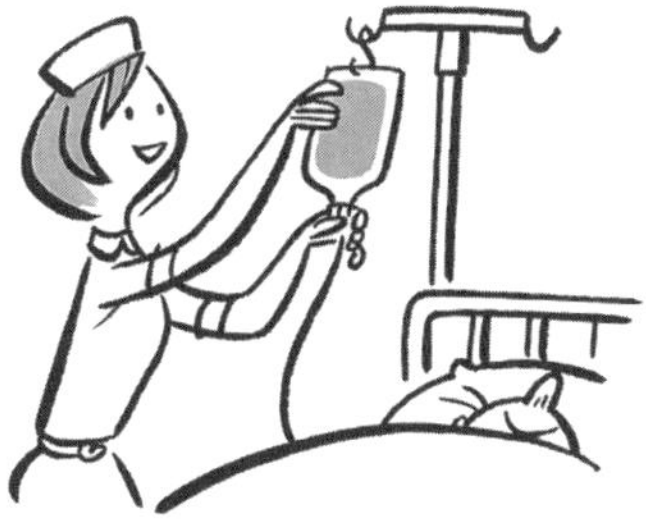

点滴とは、血管に針を刺して薬や輸液をゆっくりと入れていく処置です。点滴するのは、口から入れる（薬を飲む）より、直接血液内に入れたほうが効果が早く出るからです。

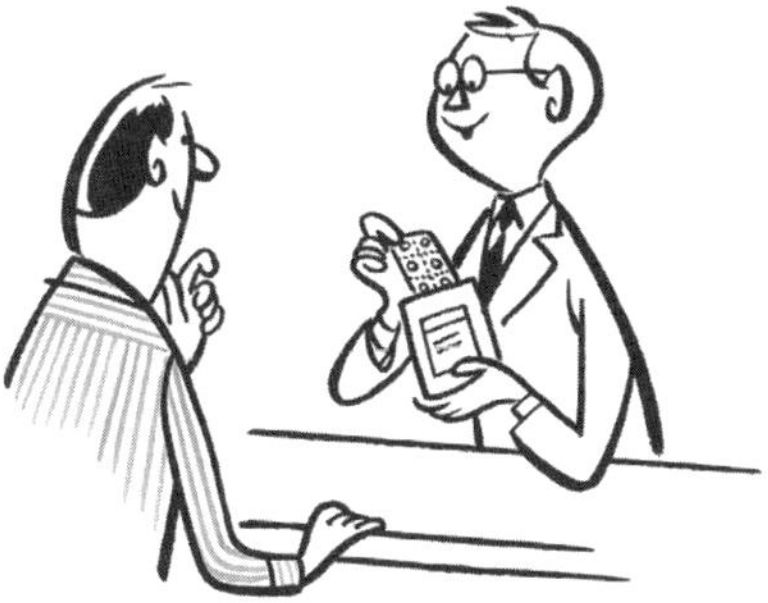

内服薬の処方箋には、薬剤名、一日総量、服用回数、「食事の後」などの服用時期、日数などが書かれています。薬剤師は薬とともに、服用時の注意事項を書いた紙を渡します。

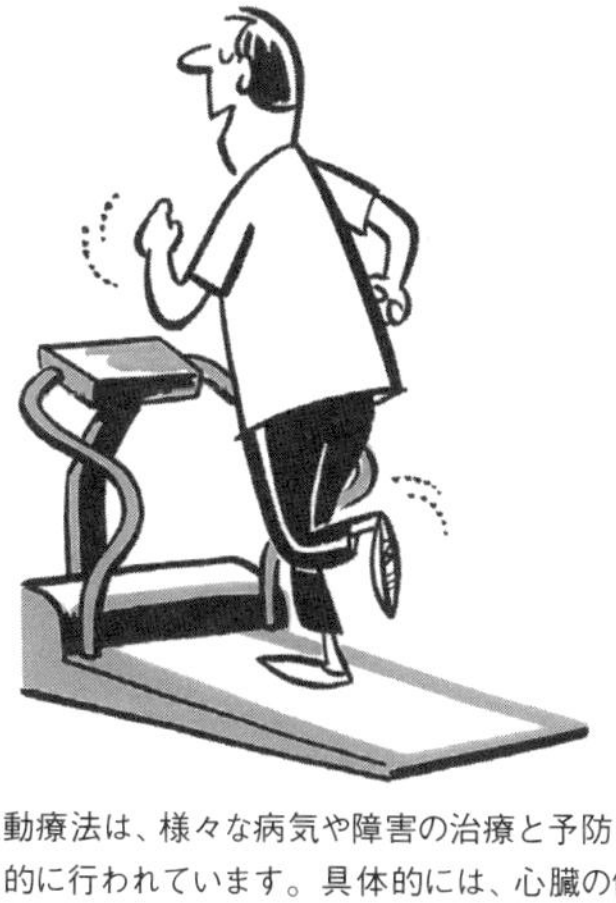

運動療法は、様々な病気や障害の治療と予防を目的に行われています。具体的には、心臓の働きを高めたり関節の動く範囲を広げたり、筋力・筋肉の持久力を高めたりします。

［治療❶］

どの治療法を選ぶかは、時に患者の人生観で決まる

治療法を選ぶときに、患者さん個人の価値観を尊重する傾向は、最近、ますます強まっています。

たとえば、脳に動脈瘤［※］が見つかった場合であれば、破裂すると命に関わります。治療法としては、「頭を開けて、動脈の壁が弱くなって飛び出ているところ（瘤）にクリップをかける」「カテーテルという管を使って、飛び出してる瘤の部分にコイルを入れて、弱っている血管の壁にこれ以上圧力がかからないようにする」「何もしないで様子を見る」という選択肢がありますが、どの選択肢にもそれぞれリスクはあります。そのため、きちんと説明した後に、どれを選ぶかの最終判断は患者さんにゆだねます。

あるいは、舌がんの患者さんに対する治療法としては、外科手術と放射線治療が一般的ですが、もし過去の患者さんについてのデータでは、外科手術の5

［※］動脈瘤
動脈の壁が風船のようにふくらんで破けやすくなること。

年生存率が85パーセントで、放射線治療の5年生存率が90パーセントいう結果が出たとします。

医者は当然、放射線治療を勧めますが、患者さんは外科手術を選択することが少なくありません。「身体の中にがん細胞があると思っただけで耐えられないので、手術で取り除いて欲しい」と考える患者さんが多いからです。医者としては、5パーセントでも確率の高いほうを選びたいところですが、この場合も患者さんの意志を尊重します。

医療の現場では、医者の勧める治療法と患者さんの希望する治療法が必ずしも一致するとは限りません。

医者が相手にしているのは人間です。そして人間には感情があり、理屈や確率だけでは割り切れません。だからこそ医者は、つねに患者さんの立場に立って考える必要があるのです。

私は、治療法を説明するとき、最後に「あなたが私の母親だったらこの治療法を勧めます」と言うことにしています。それは、この言い方が患者さんに一番納得してもらえると思っているからです。医者の仕事には、科学的・分析的な思考と同時に、人間としての機微を弁えた対応が不可欠なのです。

［治療❷］

患者に対する深い理解の重要性を、日野原先生に教わる

治療にあたっては「患者さんに対する深い理解が不可欠である」ことを教えてくれたのもまた、日野原先生でした。

研修医時代、毎週火曜の朝8時からの「日野原回診」では、我々研修医が受け持っている患者さんを日野原先生が一緒に診るのですが、その際、研修医は日野原先生に、患者さんの症例をきちんと説明することが求められます。

当然、研修医は前夜に徹夜で患者さんのこと、病気のことを勉強するのですが、どれだけ準備をしておいても、日野原先生は我々研修医の想像を超えた、答えられないような質問を必ずぶつけてきます。日野原先生の回診は、研修医の間で〝泣くまで質問する〟との噂が流れるほど、非常に厳しい勉強の場だったのです。

あるとき、私の受け持った患者さんについて日野原先生に診てもらうことに

なりました。その患者さんは、心不全という「心臓の収縮が不十分にしかできない病気」にかかっていましたが、徐々に快方に向かっていました。私の説明を聞き、その患者さんを診た日野原先生が私にぶつけてきた質問は次のようなものでした。

「この患者さんはどこに住んでいますか？　何階に住んでいるのですか？」

これには驚きました。一生懸命、患者さんの身体や病気のことは勉強したけど、どこに住んでいるかは患者さんにきかなかったからです。

日野原先生は続けて言いました。

「患者さんの住んでいるアパートにはエレベーターがありますか？　階段しかないのですか？」

つまり先生は、現在の症状から見て、患者さんはまもなく退院する。「退院したら患者さんは日常生活で階段を上がる必要があるのか」「階段を使うのであれば何階まで上がるのか」「それを考えた上で退院のタイミングを決めているのか」を尋ねていたのです。

医者は、患者さんの病気や治療に関わるすべての情報を把握し、その意味を理解しておかなくてはならないことを痛感した瞬間でした。

2章

医者の考え方

③ 医者は、病因を身体の「内と外」に分ける

人が病気になる要因（病因）は、身体の「内」のものと「外」のものに分類できます。「内」の要因とは、その人が生まれつき持っている性質に由来するもの。すなわち、両親や祖先からの「遺伝子」やその人が生まれたときから備わっていた「体質」などです（例：ある特定の病気にかかりやすい体質など）。一方、「外」の要因は、周りの自然環境、生まれ育った家の状況、食べてきたものなど、外部の影響です。

病気は、通常、内の要因と外の要因のいずれかの理由で、あるいは両者が組み合わさって発症します。たとえば「ダウン症」や「鎌状赤血球症」などはすべて内の要因で発症し、外傷などはすべて外の要因で発症するわけです。ただし、ほとんどの病気は、体の内の要因と外の要因が組み合わさることで発症します。たとえば感染症であれば、体の外からやってきた細菌が体に感染しますが、体本来の抵抗力が弱い場合にのみ発症する、といった具合です。

では、「かぜ」と「がん」について具体的に医者はどのように考えるのか、みていきましょう。

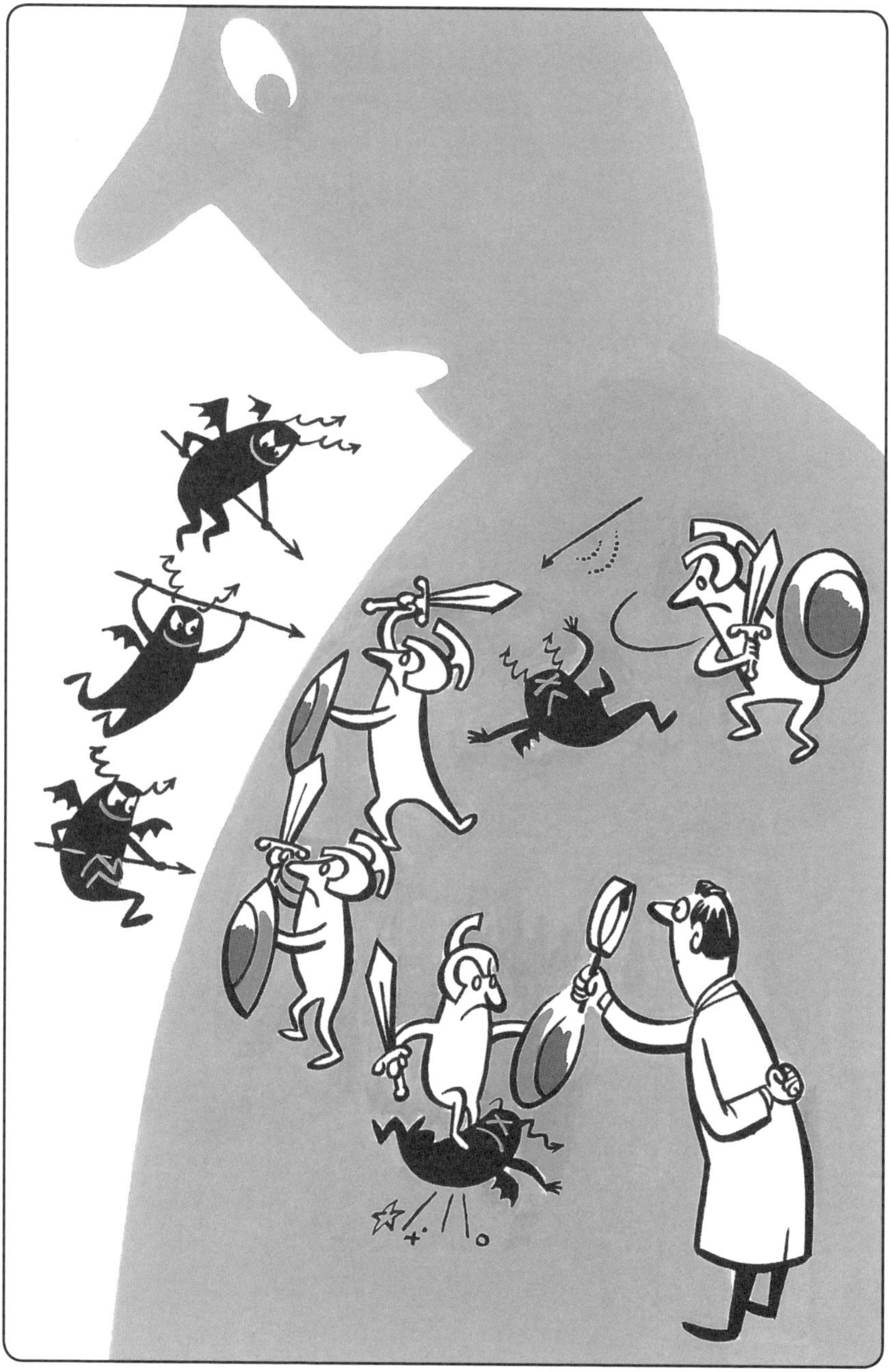

［かぜ］

「かぜ」は「のどの腫れ」「のどの痛み」「咳」「鼻水」「鼻づまり」「頭痛」「発熱」など様々な症状の総称であり、「かぜ症候群」とも呼ばれます。

かぜの原因のほとんどは、ウイルスです。ウイルスは、生物の細胞を勝手に乗っ取り、その細胞の様々な機能を自分のものであるかのように使い、どんどんと増殖していきます。乗っ取られた細胞は、当然、普段の活動ができなくなってしまいます。

そのため人の体は、ウイルスが侵入してくると、それを排除しようとします。そのとき、活躍するのが血液中の白血球です。身体は、ウイルスが侵入してきた「鼻」や「のど」に白血球を送り込むため、血管を広げたり、新たな血管を作ったりします。のどが腫れたり、赤くなったりするのは、血管が広がり、血液量が増えたりするからです。このような状態を「炎症」といいます。

白血球とウイルスの戦いが激しくなると、体に負担がかかり、頭痛や発熱を引き起こします。さらに、広がった血管や突貫工事で作られた新しい血管は、壁が弱く、血管の中の水分が外に漏れ出やすくなり、鼻水が出ます。

つまりかぜとは、「体の外」にある「ウイルス」と、「体の内」にある「白血球」とが激しく戦っているために起こる様々な症状なのです。そして外のウイルスが弱かったり、少なかったりすれば身体が勝ちますし、身体が弱っていればウイルスが勝つわけです。

そのため、かぜの予防には、のどから体内に入ったウイルスを追い出すための「うがい」や、よく休んで栄養をたっぷりとってウイルスと戦う能力(治癒能力)を上げることが有効なのです。

かぜでは、症状を緩和させて治癒能力を向上させる

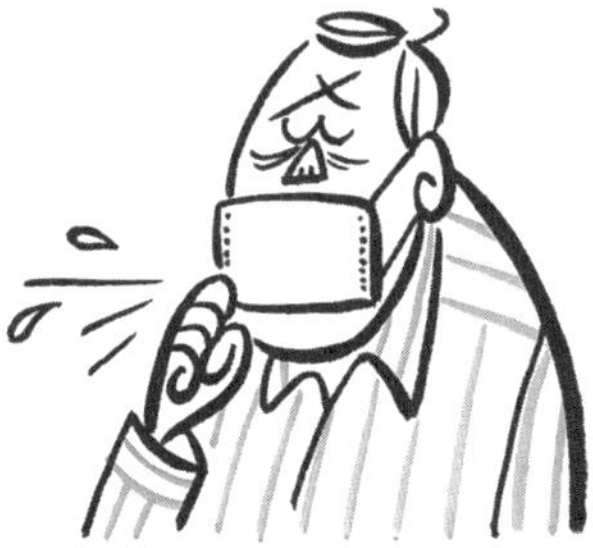

かぜのときにせきが出るのは、のどが「炎症」を起こして、気道が刺激されるためです。せきは、気道や肺を清潔に保つという、身体の正常な機能の１つなのです。

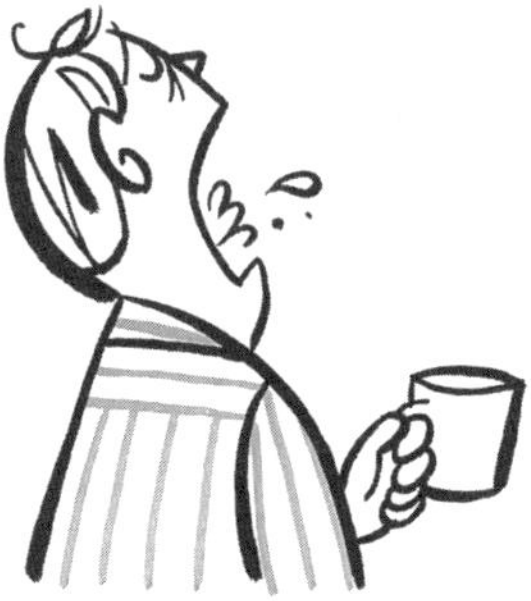

うがいは、口に1/3～半分ぐらいの溶液を含み、顔を上に向けて、「ガラガラ」とのどをゆすぎ、吐き出します。「水うがいで風邪発症が４割減少」との調査結果もあります。

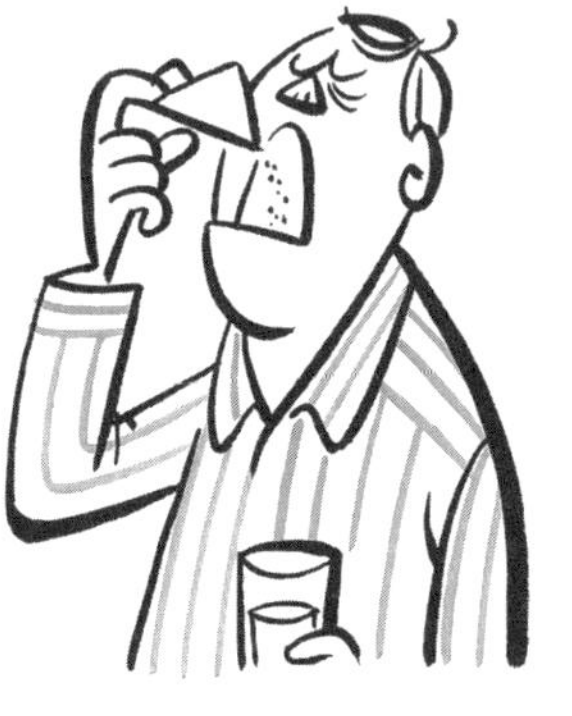

かぜ薬は、熱、関節痛、鼻水、咳、痰などの諸症状を抑えるために処方されます。それぞれ効く成分は異なり、「総合感冒薬」にはすべての成分が含まれています。

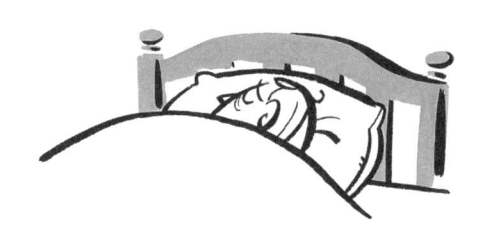

かぜのときに休むのは、身体の治癒能力を上げるだけでなく、感染を防ぐという意味もあります。子供のインフルエンザの場合、人にうつらない目安は「解熱後２日」です。

［かぜ❶］

多くのかぜには、実は的確な治療法が存在しない

かぜの9割近くは「ウイルス［※］感染」によるものです。

人の体に侵入したかぜのウイルスは、血液を通って全身を回り、自分の好みの場所を見つけて、そこに感染します。感染した箇所では、ウイルスと白血球とが戦った結果、鼻なら「鼻水、鼻づまり」、のどなら「のどの痛み」、消化器なら「腹痛」といった症状を起こるのです。

ウイルスが身体のどこに感染するかは、ウイルスの種類によって決まります。たとえば夏にかぜをひくと、胃炎や下痢といった症状を起こしがちなのは、消化器を攻撃するウイルスに感染しがちだからです。

かぜのウイルスの種類は非常に多いので、どのウイルスがかぜを引き起こしたかを特定するのは、多くの場合、非常に難しい作業です。しかもウイルスがわかっても、一部を除いて退治する薬は見つかっていません。

［※］かぜウイルス
ライノウイルス（くしゃみ、鼻水、鼻づまりなどを引き起こす）、アデノウイルス（プール熱を起こす）、コロナウイルス（冬に感染しやすい）など様々な種類がある。

そのため医者は、抗ウイルス薬の存在するインフルエンザなどの場合を除いて、どのウイルスによるかぜなのかをわざわざ調べたりせずに、人本来の治癒能力で回復させる治療法を選びます。

したがってかぜの治療で処方されるのは、かぜのウイルスを抑えるための薬ではなく、痛みや発熱などの症状をやわらげるための薬がほとんどです。こうした治療は一般に「対症療法」と呼ばれ、鼻水がひどければ鼻水止め、のどが痛いなら痛み止め、咳がひどければ咳止めなど、それぞれの症状を緩和する作用を持った薬を処方し、人本来の治癒能力で身体が自然に治ってくるのを待つのです。

「かぜには抗菌薬が効く」という誤った認識がいまだにあるようですが、ウイルスが原因のかぜには、まったく効果がありません。ウイルスで炎症を起こした患部に雑菌が繁殖する可能性が高い場合を除いて、抗菌薬は処方しないのがいまの標準的な対応とされています。

このように、明確な治療法が存在しない病気に対しては、医者も、人の治癒能力に頼るほかないのです。

［かぜ❷］

医療では、患者の身体と気持ちのバランスが重要になる

かぜの治療における、薬を出したり、注射を打ったりといった処置は、すべて患者さんの様々な「痛み」や「不快感」を取り除くためのものです。

一方、人の身体を科学的に考えると、実は、炎症や鼻水、発熱といったかぜの諸症状は、身体がウイルスを追い出そうとしている証拠であり、正常な反応です。高熱などで身体の正常な活動が妨げられるなど、症状が患者さんの病状を悪化させている場合を除いて、かぜ本来の治療のことだけを考えると必ずしも対処療法を行う必要はありません。

しかし医者は、多くの場合、患者さんと相談しながら、かぜの諸症状を抑えるために対処療法を行います。たとえば、「これから大事な会議があるから、どんな方法を使っても鼻水を抑えてほしい」と言う患者さんには強力な薬で症状を抑えますし、「咳が出て、夜、なかなか眠れない」と訴える患者さんに対

しては咳止めの薬を処方します。

このように様々な対処療法を行うのは、医療とは突き詰めてみれば、「患者さんがどうしたいか」「患者さんにとってどういう状態が望ましいのか」を聞いて、それを実現してあげることだからです。

こうした考え方はかぜに限らず、すべての病気に共通するものです。

特に根本原因を取り除く「原因療法」が存在しない末期がんのような病気の場合には、その痛みを抑えるためにモルヒネ［※］などの一種の麻薬を使うこともあります。本来、身体にとって有害な薬さえ、時として使うのは、それによって患者さんが痛みから救われて、残された人生の時間を有意義に使うことが可能になるからです。

このように医者は、病気の種類、症状、重症度、そして患者さんの価値観によって、その患者さんの「生活の質」を少しでも向上させるために、様々な治療を行っています。

そしてそのためには、患者さんの身体を科学的に見つめる「眼」と、患者さんの気持ちを聞き取る「耳」が必要なのです。

［※］**モルヒネ**
ケシから取れる麻薬の一種。医薬品として、激しい疼痛に対する鎮痛や、麻酔前投与・麻酔補助に用いられる。

「がん」

数十兆個の細胞で構成される人の身体では、毎日、数億個もの多くの細胞が入れ替わっています。様々な役割を持った細胞の数が一定数に保たれることで、身体全体としての働きがコントロールされているのです。

このように、正常な状態では、細胞は分裂しすぎたり増殖しすぎたりしないように制御されているのですが、細胞は時に様々な要因によって変化します。そして、変化した細胞は身体の制御機構を離れて、自己増殖を始めます。このような異常細胞の数が極端に増えた箇所を腫瘍と呼びます。

「がん」とは、このような腫瘍のうち、離れた部位の細胞組織の中に侵入（転移）して身体の各所で増大することで生命を脅かす腫瘍のことで、悪性腫瘍とも呼ばれます。がんはその発生源によって分類され、日本人に多いがんは「肺がん」「胃がん」「肝臓がん」などです。

すべてのがんは、遺伝子の変異によって発生します。体を構成する細胞が新しい細胞に入れ替わるとき、その遺伝子が突然変異して、がん細胞が生まれるのです。

突然変異は、身体の「内」の要因、「外」の要因、そして「偶発的」な要因のいずれかで発生します。たとえば「乳がん」や「子宮がん」を発生させる女性のＢＲＣＡ1遺伝子の突然変異、あるいは「骨肉腫」「脳腫瘍」などをもたらすp53遺伝子の突然変異は、遺伝的な（内の）要因によるものです。一方、化学物質、ウイルス、タバコ、放射線、紫外線など、がん細胞を発生させる物質（発ガン物質）によって起こる突然変異は、外の要因によるものです。これら様々な要因が組み合わさって、がんは発生するのです。

がんでは、発生源や病状などによって治療法を決める

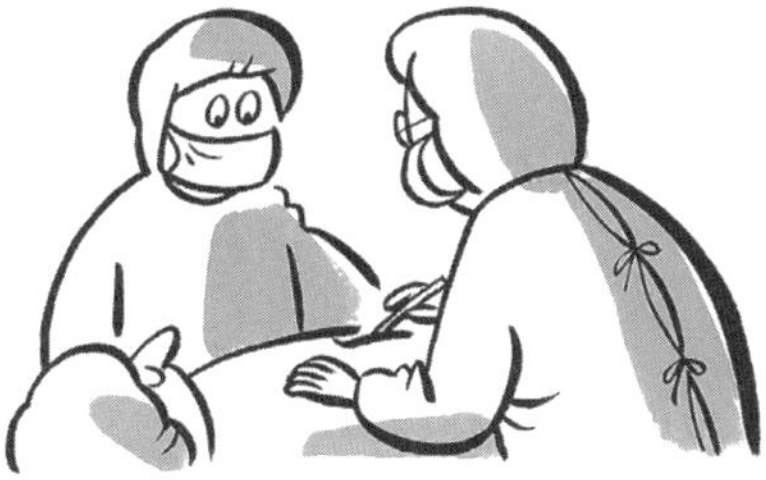

外科療法では、最初にがんが発生した部位と転位した部位を切り取ります。手術療法とも呼ばれていて、現在、血液を除くほとんどのがんに対して行われています。

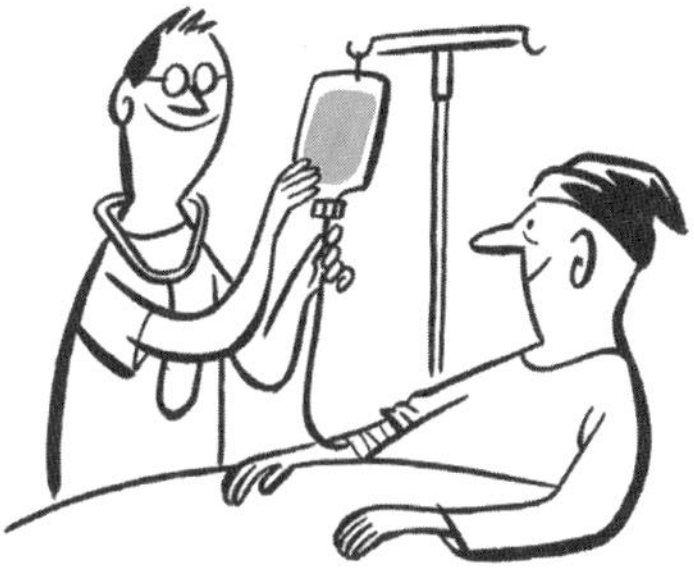

化学療法では、抗がん剤を用いてがん細胞の分裂を抑え、がん細胞を破壊します。抗がん剤は血液を通して全身に運ばれるので、がんが転移した際の全身治療に効果があります。

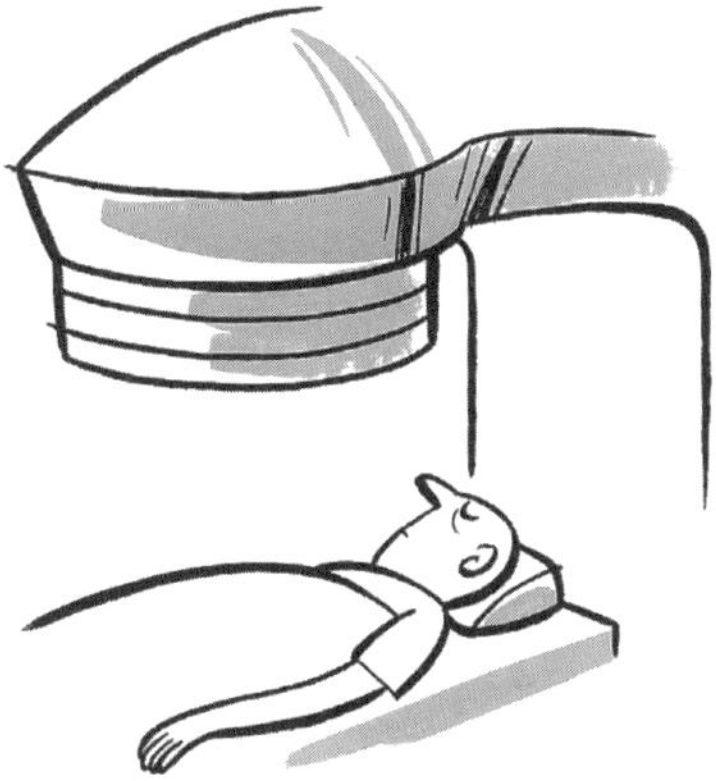

放射線治療では、X線やガンマ線などを照射することで、ガン細胞の増殖を抑えます。正常な細胞も放射線で損傷するので、照射法を工夫します。

［がん❶］

免疫機構は、あなたの身体を外敵から守ってくれる

実は、私たちの身体の中では、毎日たくさんの突然変異遺伝子を持った異常細胞が生まれています。

しかし私たちの身体は、あたかもかぜのウイルスを排除するように、そうした異常細胞を発見し、排除しています。このときに働いているのが、人の身体の「免疫機構」です。

かぜウイルスをやっつける白血球も免疫機構の一部であり、がん細胞をやっつける役割も担っています。ではどうしてがん細胞は排除できずに、がんができてしまうのでしょう。

残念ながらその詳細は、現在のところわかっていません。

ただ、人の免疫機能自体がうまく働かなくなることがその原因の一つであると考えられています。たとえば、ある種の化学物質、ウイルス、たばこなどの

発ガン物質[※]にさらされることで人の免疫機能は低下します。正常細胞の変異した「がん細胞」は「味方」(正常細胞)なのか「敵」(異常細胞)なのかの見分けがつきにくいため、人の免疫機能がうまく働かないという説もあります。

いずれにせよ、人の免疫機構によって排除されなかったがん細胞は、正常な組織を破壊しながら増殖し、命を奪ってしまうような悪性腫瘍(がん)に成長するのです。

がん以外にも、免疫の異常は様々な病気と関わっています。

前にもお話ししたように、かぜは、人の持つ免疫機能が正常に働いたことによって引き起こされる症状です。また、本来無害なものに対して過剰に免疫機構が反応してしまうと「アレルギー」になりますし、「エイズ」は人の免疫機能そのものを壊してしまうことで人を無防備な状態にしてしまいます。また「自己免疫疾患」と呼ばれる病気では、本来異物とは認識されないはずの自分の細胞を「敵」と認識して攻撃してしまいます。

このように人の免疫機構は、私たちが健康を維持する上でなくてはならない役割を担っているのです。

[※] **発ガン物質**
ある種の科学物質やウィルス、紫外線など、がんを引き起こす因子のこと。

［がん❷］

日本のがん治療は、外科手術ばかりに頼りがちである

現在、がんの治療には主に、外科手術、化学療法、放射線治療、緩和療法［※1］のいずれか、もしくはいくつかが選択されます。

このうち、日本で最も多く行われている治療法は外科手術です。それは、日本でもっとも発症率の高いのは「胃がん」であり、胃がんは早期発見されるケースが多いため、転移が少なければ外科手術での摘出が容易だったからです。

しかし、外科手術が有効なのは、がんが一部の臓器に限定されている場合だけです。がんがあまりにも多くの臓器に散らばっているときには、外科手術で取り除くことは非常に困難です。

そうしたケースで有効な治療法は、化学療法と放射線療法です。

化学療法とは、「抗がん剤」という薬で、がん細胞が増殖するのを抑えつつ、がん細胞を殺す治療法です。一方放射線治療では、がんの患部に放射線を照射

［※1］緩和療法
主に重病の患者に対して、症状の緩和と精神的支援を通じて残された時間を過ごしやすいものにする治療法。

することでがん細胞を殺します。

最近、特に注目されているのが放射線治療で、がんの種類によっては外科手術と比較しても放射線治療のほうが効果が高いというデータも出ています。放射線には、当然、副作用の問題はありますが、最近では、放射線の照射法を工夫することで、がん細胞以外には放射線があたらないようにすることも可能になりつつあります。

また外科手術は、手術後に合併症を起こす危険性もあり、実はリスクが高いケースも多いため、「治療中、あるいは治療後の患者さんの「生活の質［※2］」を考えると、放射線治療のほうが優れている」との認識が諸外国では広まっているのです。

一方日本人は、「身体の中のがん細胞を取ってしまいたい」と感じる人や「放射線を照射することに対して嫌悪感を覚える」人も多いために、外科手術を希望するケースが多かったようです。そのため、日本では化学療法や放射線治療の有効性に対する検証が、欧米諸国と比べて遅れていました。

しかし、こうした認識も徐々に変わってきており、今後は、化学療法、放射線治療を選ぶ患者さんも増えるのではないかと思います。

［※2］生活の質
障害や病気があってもふつうに生活できること。QOLとも言う。

④医者は、病気を「生物・心理・社会」から見る

医者はまた、病気の要因を「生物」「心理」「社会」という3つの視点から考えます。「生物」とは「臓器」「組織」「細胞」などの身体要素、「心理」とは人の「心」「精神」などの精神要素、「社会」とは「国」「地域」「家族」などの共同体要素です。

もちろん病気である以上、基本的には何らかの異常な兆候が現れるのは身体です。しかし、胃潰瘍などの病気は「仕事のストレス」という心理的な要因で発症するケースも数多く見られます。また心臓病の人がうつ状態になると死亡率が高くなるなど、心理は明らかに身体に影響を与えているのです。

あるいは、共同体や社会で広く受け入れられている価値観や行動様式など「社会」的な要素が、病気と深い関わりがある場合もあります。たとえば、「ハンバーガーを売っている店が多い地域」で「よくハンバーガーを食べる友達や家族」と外出することが多ければ、知らず知らずのうちにハンバーガーを食べることが多くなり、動脈硬化や心臓病になりやすくなります。

では、「うつ病」と「動脈硬化」について具体的に医者はどのように考えるのか、みていきましょう。

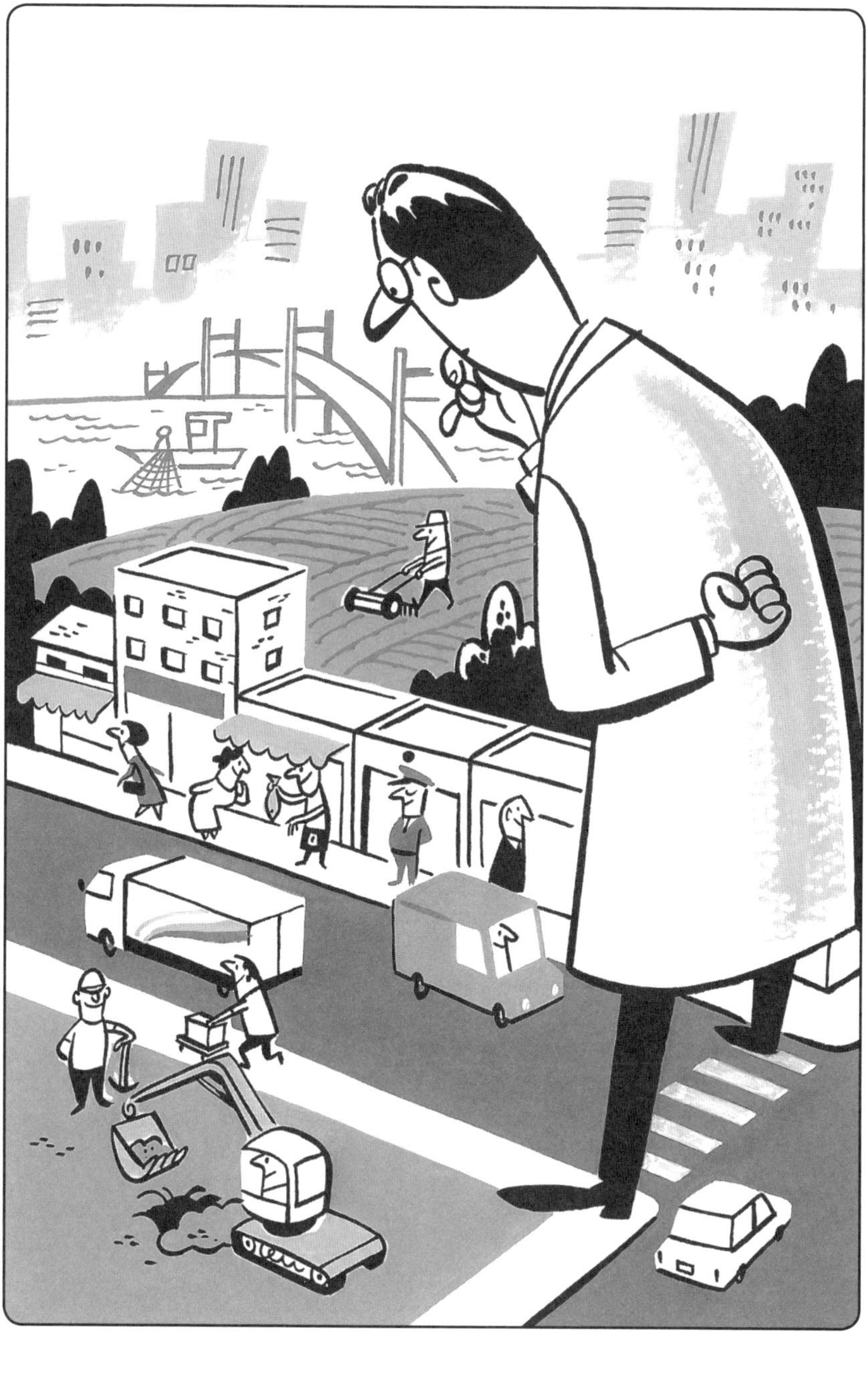

［うつ病］

「生物」と「心理」に起因する病気の代表例に「うつ病」があります。

うつ病の特徴は、精神的な不調と身体的な不調とが同時に現れる点です。精神的な不調は、いつもゆううつで、ふだん楽しいことにもまったく興味が持てない「ゆううつな気分（抑うつ気分）」と、やらなくてはいけないと思っても、おっくうでどうしてもできない「おっくうな気分（意欲低下）」として現れます。

一方身体的な不調は、不眠、食欲の低下、体重の減少、疲れやすさ、頭痛などの症状として現れます。不眠はもっともよく見られ、明け方早くに目覚めてしまい、あとは眠れなくなってしまうという「早朝覚醒」の状態もよく起こります。

うつ病の症状は、あまり生活に支障をきたさない軽度のものから、自殺を企てたりする重度のものまでさまざまです。慢性的なうつ病患者の自殺率は10％程度とされています。

うつ病で、精神的不調と身体的不調とが同時に現れるのは、脳内で神経伝達を担う物質（ドーパミン、ノルアドレナリン、セロトニンなど）の機能が低下しているためです。そのためうつ病の治療は、精神と身体の両面を同時に改善するため、神経伝達物質の機能を向上させる「抗うつ薬」を処方するのが一般的になっています。

どのようにして人がうつ病になるのかの詳細なメカニズム自体は、現時点では不明です。しかし、精神と身体の両面で同時に症状が現れるうつ病は、ある意味、人の心理的要素と身体的要素とが密接に関わっていることを証明する病気であり、医者にはその両面を治療することが求められるのです。

うつ病では、精神的不調と身体的不調が現れる

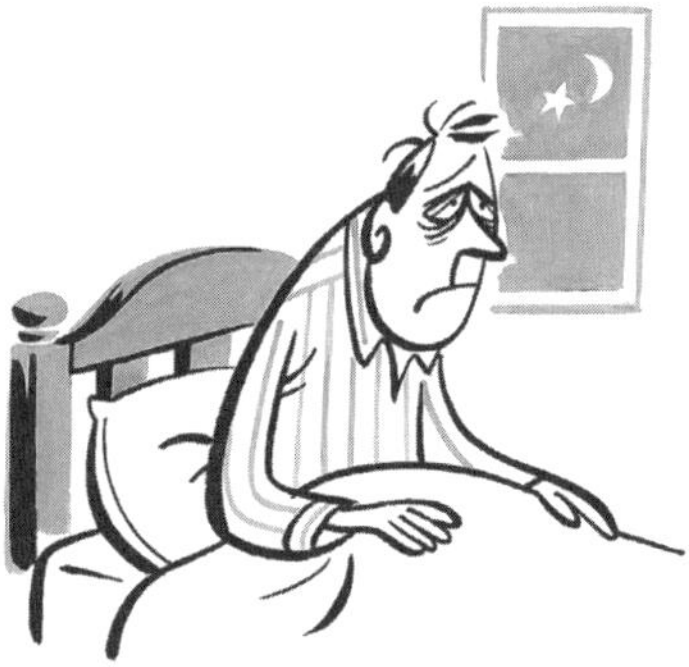

うつ病による不眠症は、心身バランスの崩れが原因で起こるとも言われています。人間関係などでストレスを感じると不眠症になりがちですが、それが常態化するのです。

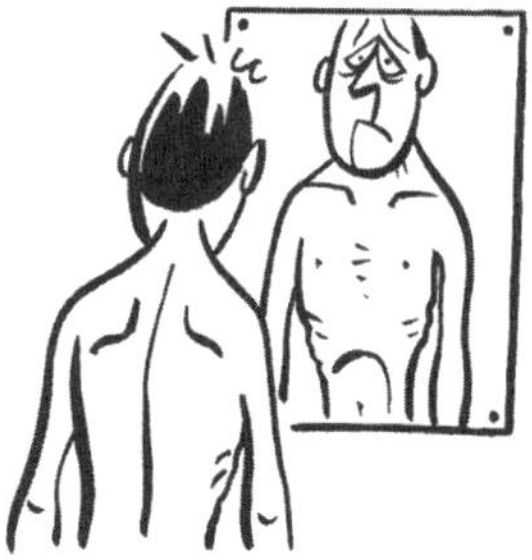

うつ病による体重減少は、食欲不振が原因です。うつ病の目安は「1カ月で体重の5%以上の変化」と言われており、軽度では過食と体重増加がみられることもあります。

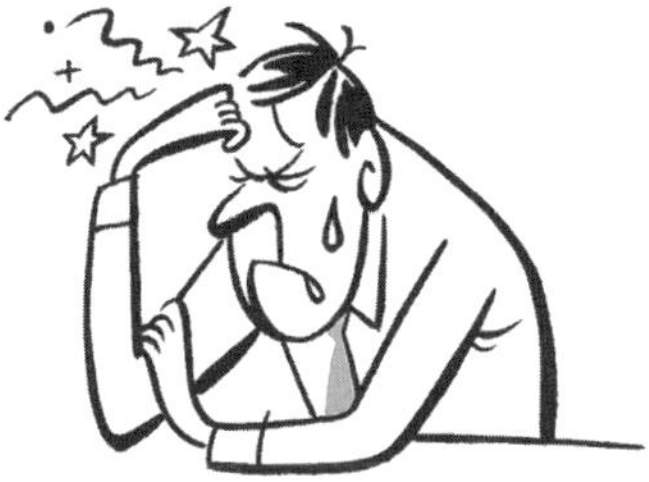

うつ病による頭痛は、不眠症と並んで、頻度が高い症状です。頭痛の原因は様々ですが、精神的に不安定になるため通常よりも痛みに対して敏感になると言われています。

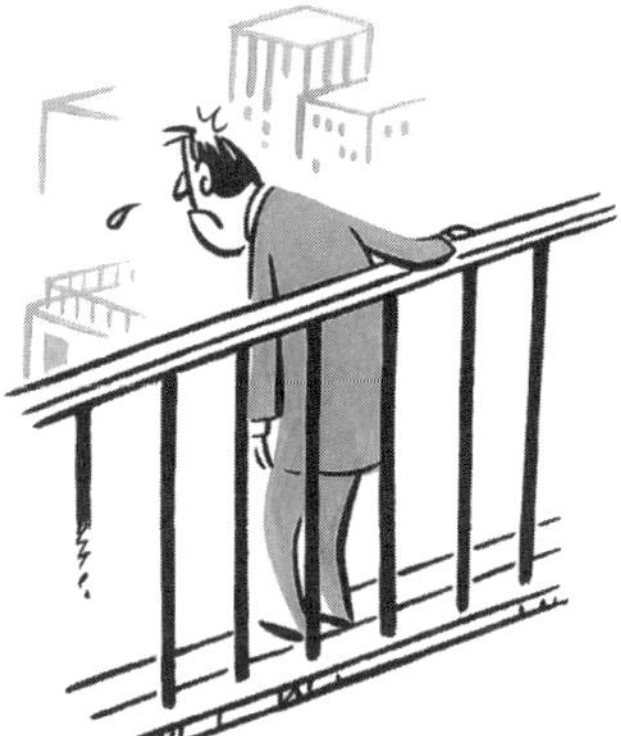

うつ病による自殺願望は、最初、死ねるものなら死にたいという思いと死への恐怖が錯綜し、やがて死んだほうがうまくゆくという確信、具体的な自殺計画へとつながっていきます。

［うつ病❶］

これからの内科医には、うつ病の診断能力が求められる

最近のストレス社会を反映して、様々な職業、年齢で、うつ病の患者さんが増えています。

うつ病は発症率がきわめて高い病気で、全人口の10パーセント以上の人が一生のうちに一度はうつを経験するとの報告もあります。うつ病になった人は、社会的な機能が果たせなくなり、最悪の場合、自殺を試みることさえあります。発症は青年期や中年期に多いのですが、最近では、中学生から小学生にまで広がっています。

日本ではうつ病は精神科医が担当しますが、欧米では初期のうつ病は内科医が対応します。それは、精神面だけでなく、身体的にも異常が出るため、両面のケアが求められるからです。

初期のうつ病であれば、その治療も比較的簡単で、まずは患者さんに十分な

休養を取らせて、抗うつ薬を処方します。抗うつ薬を2、3ヶ月程度飲み続ければ、ほとんどの患者さんの症状は良くなります。逆に言えば、効果が出るまで患者さんに自殺を考えさせないようにするのが重要なポイントです。

重度のうつ病の場合には、精神科医に引き継ぐ必要があります。うつ病の程度は、通常、「患者さんが自殺を考えたことがあるか」「患者さんが自殺を試みたことがあるか」などから判断します。患者さんの話から、重度のうつ病患者さんであることが判明すれば、すみやかに精神科医に引き継ぎます。こうした患者さんに対しては、多量の抗うつ薬［※1］を処方する必要があるので、精神科医でなければ診ることはできないのです。

初めてうつ病にかかった人は「体重が減ってきた」「なんだか食欲がない」「よく眠れない」などの自覚症状から、内科医にかかることが多いため、今後は日本でも、内科医がうつ病の診断と治療を行っていくことになるでしょう［※2］。内科医がうつ病を早期に診断できれば、治療もいま以上に容易になります。

様々な患者さんを最初に診ることの多い内科医の仕事の範囲は、今後、さらに広がっていくのです。

［※1］抗うつ薬
トリプタノール、アナフラニールなど、うつ病、抑うつ状態、パニック障害、強迫性障害、社会不安障害（社会恐怖）などに使われる薬のこと。

［※2］うつ病の診断と治療
日本でも厚生省の方針で、2008年度から開業医にうつ病診断研修を実施することとなった。

［うつ病❷］

医者と患者のパートナーシップが、病気の治りを早める

うつ病の治療では、まず仕事などのストレスの要因から遠ざかり、充分な休養をとった上で、抗うつ薬を服用します。さらに、必要な場合には精神療法も併用します。

うつ病の治療を始めるにあたっては、患者さんに「うつ病は病気であること」「病気である以上、正しい方法で治療しなければならないこと」「うつ病は治療すれば必ず直ること」をきちんと認識してもらう必要があります。

そこで重要になるのが、医者と患者さんのパートナーシップです。うつ病の治療は一般に長期に渡り、病状も一進一退します。しかも、重症のうつ病患者さんとうまくパートナーシップを構築できれば、それは自殺を踏みとどまらせる大きな要因となります。

こうした医者と患者のパートナーシップは、うつ病のような精神疾患だけで

なく、その他様々な病気の治療においても色々な形で構築されます。

たとえば、かぜの治療方針を決めるにあたって、患者さんに病状をきちんと伝え、希望を十分に聞き出す必要がありますが、こうしたコミュニケーションも医者と患者さんのパートナーシップの1つです。

医者と患者さんのパートナーシップの善し悪しは、治療の効果にも大きな影響を及ぼし、パートナーシップを構築する場合と医者が患者さんに一方的に指示する場合とでは、明らかに前者のほうが治りが早い、という研究論文もあります。

医者とパートナーシップを結んだ患者さんは、一般に、積極的に自分の病気について理解し、自分が何をやるべきかを知り、それを行動に移します。糖尿病の患者さんであれば、血糖値や体重をなるべく正常値に近づけるため、自らの食生活を節制し、適度な運動を心がけるわけです。こうした主体的な努力は他人からの強制力よりも大きな効果を上げるものです。

パートナーシップとは、うつ病はもちろんのこと、様々な病気の治療において、患者さんが本来持っている自身の治癒能力を引き出す、もっとも有効な武器なのです。

［動脈硬化］

食生活や運動、喫煙、飲酒などの生活習慣が原因でかかる病気のことを、一般に生活習慣病と呼びます。生活習慣病には、虫歯、肥満症、糖尿病、心臓病、脳卒中など様々な病気が該当します。

生活習慣は、その人が属する「社会」に大きく影響を受けます。国や地域ごとに発症する病気の統計を取ってみると、その人の属する「社会」によってかかりやすい病気が大きく異なることが見て取れます。たとえば、日本人に昔から多いのは「胃がん」ですが、肉食の多い欧米では「大腸がん」が多いのです。しかし日本人も、最近の食生活の変化に伴って大腸がんの患者が増えています。このように、社会が変化すれば、人の習慣も変化し、かかる病気も変わるのです。

ここ数十年の間に日本でもっとも増えた生活習慣病は「動脈硬化」が原因の病気です。人間の動脈は、身体のすみずみまで栄養を行き渡らせる重要な役割を持っていますが、動脈硬化とは、その動脈の壁が様々な要因で硬くなったり、狭くなったり、詰まったりしてしまう状態です。動脈硬化を引き起こす要因は「悪玉コレステロール（ＬＤＬ）」の増えすぎです。ＬＤＬは、肝臓で作ったコレステロールという体になくてはならない成分を体内の細胞に運ぶ役割を果たしているのですが、増え過ぎると血管の壁にたまって動脈硬化を引き起こします。動脈硬化が、心臓に血液を送り込んでいる冠動脈で発生すると狭心症や心筋梗塞を、脳の動脈で発生すれば脳梗塞を、足の動脈で発生すれば間欠性跛行を起こします。

現在、日本人の3分の1は動脈硬化が原因の病気で亡くなっています。こうした「社会」の変化が及ぼすリスクを減らすのも、医療の大切な役割なのです。

動脈硬化では、悪玉コレステロールが問題になる

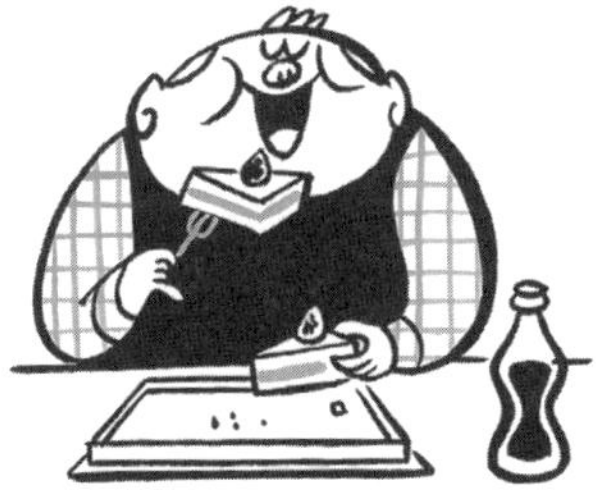

ケーキなど、糖分や脂肪分が多い食品の取りすぎは、肥満状態を引き起こします。そして、肥満や運動不足は、悪玉コレステロールが増える原因の1つにあげられています。

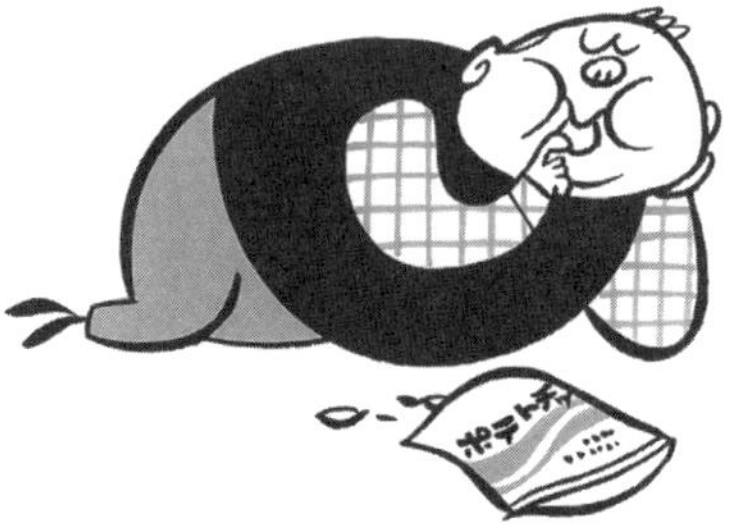

ジャンクフードに含まれる成分のほとんどが、塩分、糖分、脂肪です。糖分や脂肪はもちろん、塩分の取り過ぎも、悪玉コレステロールの血液への付着を促進すると言われています。

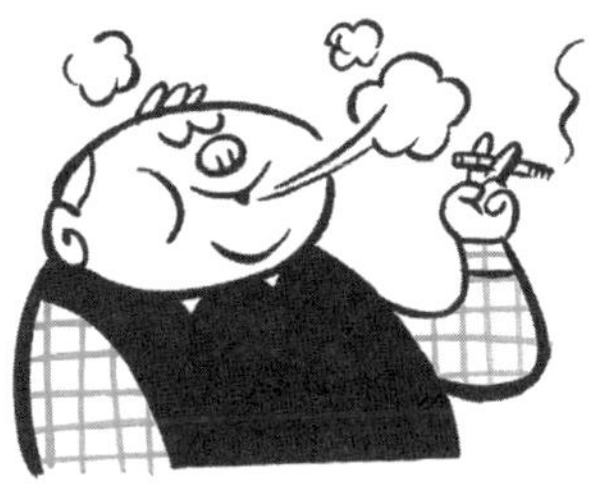

タバコに含まれるニコチンは、血液中の悪玉コレステロールを増加させるだけでなく、善玉コレステロールを減らしてしまう可能性も指摘されています。

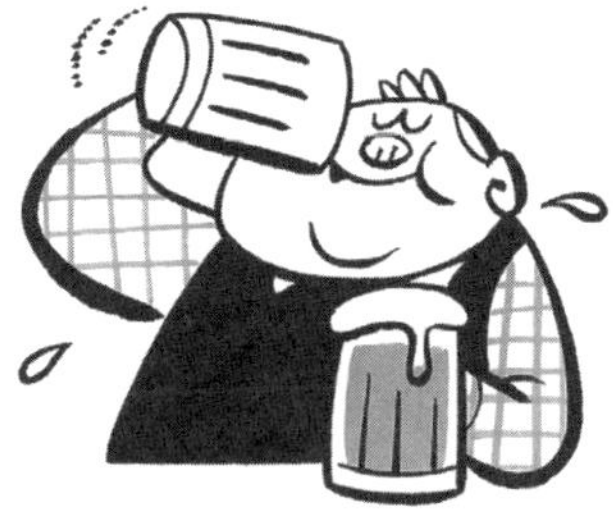

少量のアルコールは、善玉コレステロールを増やし、悪玉コレステロールを減らすとされています。しかし、量が多いと生活習慣病を引き起こす原因となります。

［動脈硬化❶］

人の老化は、身体に張り巡らされた血管の老化に始まる

動脈硬化とは、全身に血液を届ける動脈血管が硬くなり、不純物で血管が狭くなったり詰まったりする状態です。

動脈硬化の原理は、ビルの配管に液体がながれている様子を思い浮かべるとわかりやすいでしょう。配管を流れる様々な液体の成分や濃度によって、配管の壁に不純物が沈着する速度は変わってきます。

詰まりやすい成分ばかりの液体が流れていると、配管の内壁にはどんどん不純物が沈着していきます。そして不純物が一定以上詰まってしまうと、配管は使いものにならなくなってしまうのです。

動脈硬化の原因の1つは、「血管内皮細胞」の減少にあると考えられています。人の動脈の一番内側を被っている血管内皮細胞は、直接血液に接していて、通常は、血液を固まらないようにしたり、血管を拡張したりすることで、血液が

スムーズに流れるように調整する役割を果たしています。

ところが、この細胞がある種の「悪玉因子［※］」によって傷つくと、血管をうまく調整できなくなってしまいます。すると、血液が固まりやすくなり、血管の通り道が狭くなったり詰まったりする「動脈硬化」が起こるのです。

動脈硬化は、狭心症や心筋梗塞、心不全、脳梗塞など、人の命に関わるさまざまな病気を引き起こします。また「人は血管とともに老いる」と言われている通り、血管の衰えは肉体の衰えに直結します。

ただし動脈硬化は、年齢だけが原因ではありません。食生活の乱れ、ストレス、運動不足なども、悪玉因子を増加させ、ひいては動脈硬化を招く原因の1つです。

最近の研究から、不摂生を続けると若いころから動脈硬化の進行する可能性があること、悪玉因子を体内に増やさず「血管年齢」を若く保てれば老化の進行を防げることもわかってきています。

「進行速度によって人の寿命が決まる」とも言われる動脈硬化を防ぐことができれば、いつまでも若々しく健康で長生きすることも可能なのです。

［※］悪玉因子
コレステロール、高血圧、脂質異常症、糖尿病、肥満、喫煙などから生まれる因子のこと。

［動脈硬化②］

心筋梗塞のなりやすさは、性格によっても変わってくる

動脈硬化が引き起こす病気の1つに心筋梗塞があります。

心筋梗塞とは、心臓の筋肉に血液を供給する血管が急速に細くなったり、完全にふさがったりした結果、心臓の筋肉細胞が死んでしまう病気です。

心筋梗塞の症状は肉体に現れますが、不思議なことに、精神面の影響を受けやすいとの研究が発表されています。以下は、50年代にアメリカの心臓病学者によるレポートです。

「何ごとにも非常に精力的で、せっかちで負けず嫌い、攻撃的、野心的で短気、常にイライラしている仕事人間をタイプＡ［※］とする。その反対の性格・行動パターン、つまり内向的で、のんびり屋で、目立たない性格の人をタイプＢとする。

この両タイプの人について、心臓の病気になった患者さん数を調べたところ、タイ

［※］タイプＡ
①一度に多くのことをやろうとする、②いらだちをすぐ態度にあらわす、③爆発的に早口にしゃべる、④食べるスピードが

プAの人は、タイプBの人の2〜3倍以上も、動脈硬化による心臓疾患にかかりやすいという結果が出た。

さらにタイプAの人に、タイプBのようなのんびり屋に性格を変えように努力したところ、何もやらなかったグループと比較して、心筋梗塞になる確率が明らかに低下したという結果が出た」

これは、精神が肉体に強い影響を与えている例です。心臓病になるかならないかは、ある程度、性格や心の持ち方によって決まるのです。

こうした例は、実は、他にもあります。たとえば、がんや結核の患者さんが「その病気と何とか闘って勝ってやろう」という強い意思を持つと、白血球の機能が活発化することが、これまでの研究で示されています。

このように、人の身体には単なる生物的な見方だけでは測り知れないこともたくさんあります。そして医者は、生物的側面だけでなく、心理的側面、そして社会的側面も含めて、患者さんを診なくてはならないのです。

速い、⑤たえず動いている、などの行動タイプを取る人。

3章

医者の仕事場

⑤ 医者は、様々な病気・病状の患者を診る

医者が働く「病院」や「診療所」には、毎日、様々な患者さんが訪れます。

通常、病院にやってきた患者さんの話を最初に聞くのは診察室です。患者さんの病気や病状は千差万別で、しかも患者さん自身が必ずしも自分の病状をきちんと把握しているとは限りません。そのため医者は、病気を正しく理解するために、診察室で診察し、検査の依頼を出します。検査室では、専門の検査技師たちが医者の指示の下、検査を行い、その結果を医者に送ります。検査結果を検討して診断を下し、診断結果を告げて治療方針を決めるのもまた、診察室です。つまり医者にとって診察室とは、仕事時間の多くを過ごす場所なのです。

一方、大けがをしたり、臓器が機能しなくなったり、脳の血管が詰まったりなど、生命の危機にある患者さん、あるいは命には関わらないものの入院が必要な患者さんが運び込まれるのが「救急室」です。救急室では、通常、医者と看護師が24時間帯制で働いています。必要に応じて、専門的な処置を行うのです。

では、「診察室・検査室」と「救急室」で医者が具体的に何をやるのか、みていきましょう。

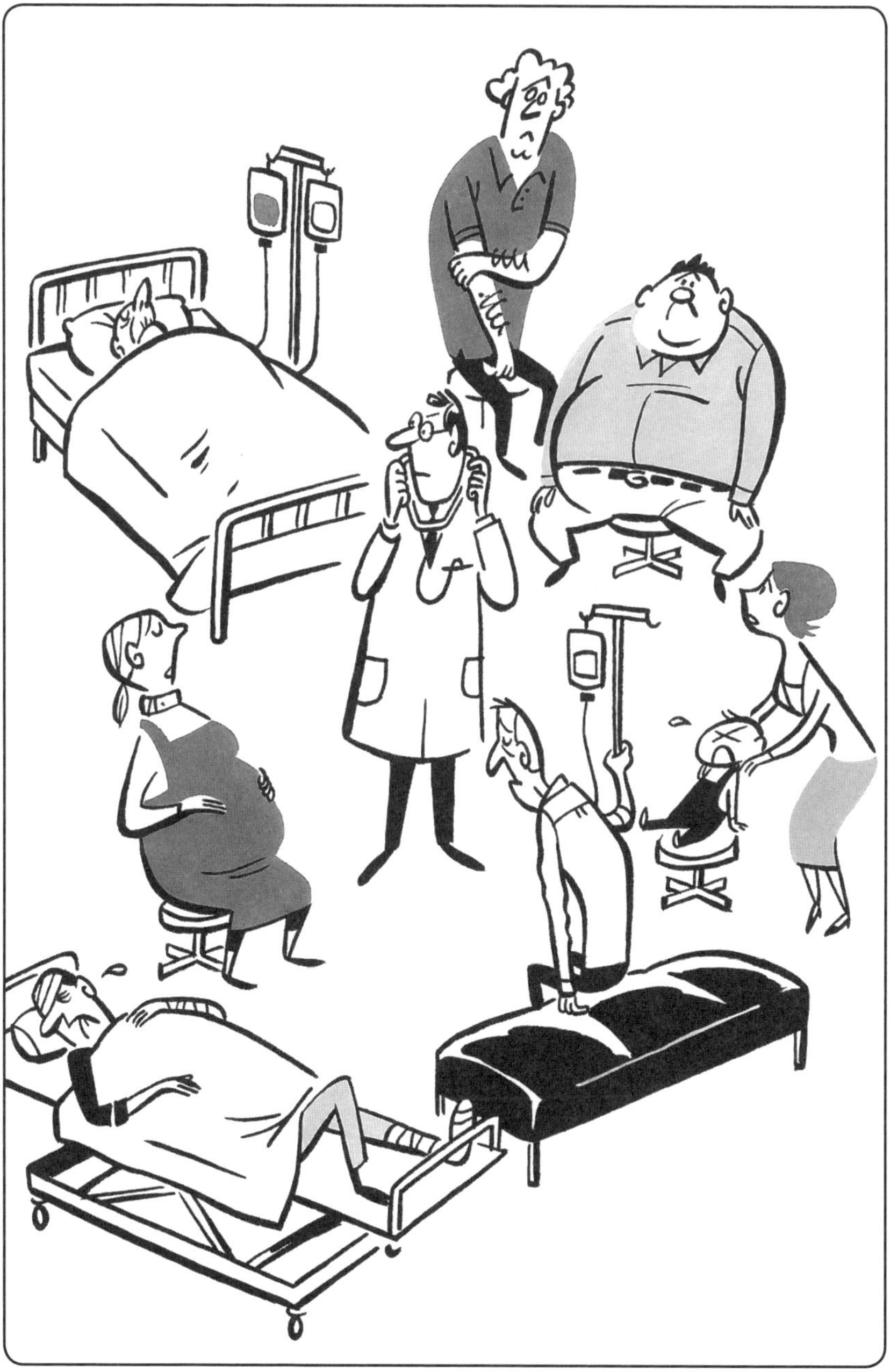

［診察室・検査室］

「診察室」は、病院に初めて来た患者（初診）、通院している患者（再診）、あるいは入院中の患者を内科、外科、小児科などの診療科ごとに診察する部屋で、そこでは医者と看護師が働いています。

診察室での医者の仕事は、患者を診察し、検査や処置を「検査室」などに指示し、診察や検査の結果を患者に説明し、診断や処方箋を記入することです。

診察室には通常、「身体診察」などをするための「寝台」、「バイタルサイン測定」のための「検査機器」、治療の結果を書き込んだり、検査結果を入力したりする「コンピュータ」などが置かれています。

診察の結果、医者が「検査が必要である」と判断すれば、患者は検査室へと誘導されます。検査室は、通常「血液検査」「尿検査」「細胞検査」「CT」「超音波」「心電図」「内視鏡」「X線」「脳波」などの目的ごとに分かれています。検査によっては予約が必要なものもあるので、その場合には診察室から予約を入れます。

検査室で患者は、血液検査や心電図などの一般検査を行う「臨床検査技師」、レントゲンやCTやMRIの検査を担当する「放射線技師」の指示の下、検査を受けます。

「検査結果」は、ほとんどのものは1時間以内、特別なものは1、2週間後に医者のもとへ送られてきます。医者は診察室で、画像、図形、数値などを見せながら、検査の結果を患者に説明し、そこから考えられる「診断」を患者に伝えます。そして、医療面接、診察、検査の結果を、患者の基本情報とともにカルテに記入し、必要があれば、薬の処方箋を出します。

診察室での看護師の役割は、患者の介助などの診察のサポート、点滴や注射などの処置です。

検査室では、様々な機器を駆使して検査を行う

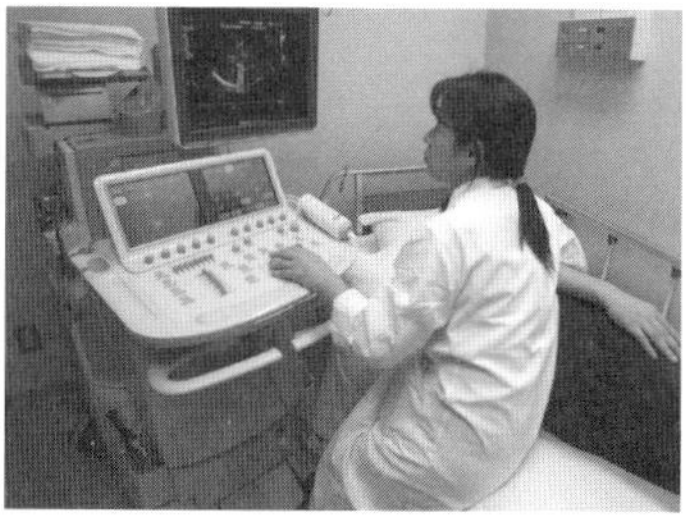

超音波検査は、超音波を身体の特定部位に当ててその反響を映像化することで、内部の状態を観察する検査法です。医療分野だけでなく、建設、材料の分野でも利用されています。

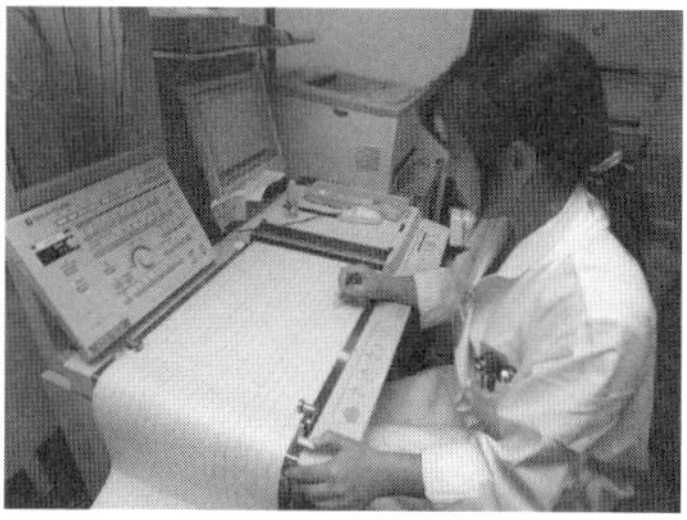

脳波検査は、てんかんなど発作性疾患による異常波の検出、睡眠時と覚醒時の変化、脳梗塞や腫瘍などの病変による脳機能への影響などを調べる検査です。

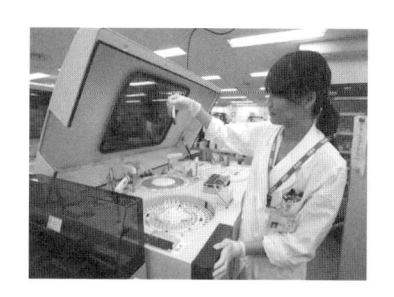

血液検査は、主に自動分析器を用いて、採血室などで採取された血液の成分を分析します。赤血球や白血球の数、血清中の成分など、およそ100種類の検査項目があります。

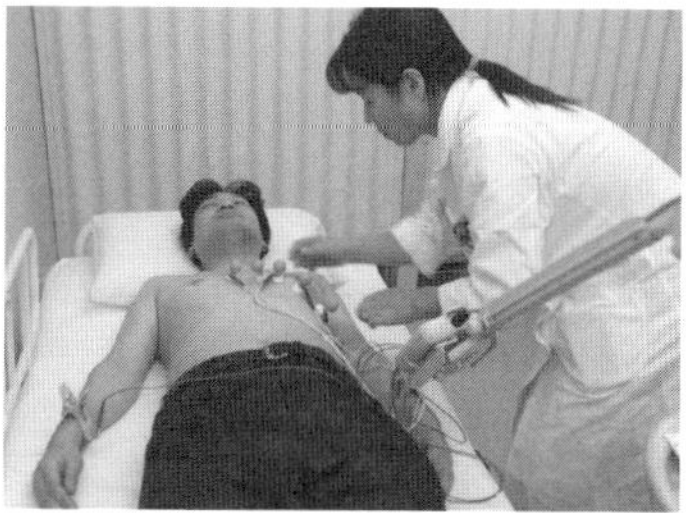

心電図検査は、心臓の筋肉内で発生する非常に弱い電流の変化を記録することで（心電図）、主に不整脈の有無、狭心症や心筋梗塞の有無、心臓の肥大、心臓病の有無などを調べる検査です。

［診察室・検査室❶］

今後の医療では、大病院と地域病院の連携が重要になる

現在、聖路加国際病院では、一部の診療を除いて事前予約制を導入し、可能な限り他院からの紹介状を持参してもらうようにしています。

これは、聖路加では、数分で診察が終わってしまう患者さん、薬の処方だけが必要な患者さんではなく、きちんと時間をかけて診察しなければならない患者さん、精密検査を必要とする患者さん、大病院でなければできない手術を必要とする患者さんに対して、高度な医療を提供していこうと考えているからです。

一方、病状がそれほど重くない患者さんの診察については、地域の医療施設が行っていくべきだと思っています。聖路加は昔から、こうした地域の医療との連携が盛んで、最近では「医療連携室」を設けることでさらに連携を強化しています。

医療連携室は、周囲の開業医の先生や他の病院の先生から聖路加に病状が重かったり検査が必要だったりする患者さんを紹介してもらう際に、その窓口となる部門です。

患者さんは通常、予約センターで予約をとりますが、地域の医者の先生が聖路加を紹介した場合には、まず連携室に連絡が入り、そこから担当する勤務医に、紹介状の形で患者さんの情報が伝えられます。

逆に、聖路加の患者さんのうち、比較的病状が落ち着いてきて、定期的なフォローだけで大丈夫になった方には、可能な限り、地域の先生方を紹介（逆紹介）して、患者さんの情報を伝えた上で診ていただくようにしています。

また登録医制度［※］も設けていて、現在、中央区や江東区などの地域の先生方に500名以上、登録してもらっています。そうした先生方とは、3ヶ月に1回程度の頻度で勉強会を行い、広報誌を配布したりして、様々な情報交換を行っています。

このように、地域医療と大病院とが連携することで、それぞれの役割に応じた診察機能を患者さんに提供することが可能になるのです。

［※］登録医制度
平成14年の医療法改正により、平均在院日数の短縮や外来診療の効率化の目的で導入された医療施設間の密接な連携と機能分担の強化策。具体的には、地域中核型病院に地域の中小病院、診療所の医者が登録する制度。

［診察室・検査室❷］

電子カルテによって、診察の流れは大きく変わった

ここ数年のコンピュータ・システムの導入によって、病院の診療業務は、大きく変わりました。聖路加国際病院でも4年ほど前、電子カルテが導入され、診療業務が効率化されました。

電子カルテには、患者さんが病院で受付すると同時に、氏名、年齢、性別、保険番号などの基本情報が入力されます。担当医は、コンピュータに映し出されたリストで、その日に診る予定になっている患者さんを確認でき、リスト上の患者さんの箇所をクリックすれば患者さんの基本情報をすべて確認できます。つまり初診の患者さんが診察室に入ってきたときには、担当医はもう基本的な情報を把握しているわけです。

電子カルテ上では、診察の所見や患者さんの病歴などを記入できるのはもちろんのこと、レントゲンや内視鏡などの検査について直近で予約できる日時を

確認でき、その場で予約できます。さらには、CTの画像やレントゲン写真などの検査データも電子カルテに紐付いているので、すべてコンピュータの画面上で確認できるようになっています。そのため、患者さんに画像データを見せながら説明することも、極めて簡単になりました。

電子カルテには、複数の診療科にかかっている患者さんについては各担当医が症状、治療法、薬などの情報を入力し、また入院患者さんや様々な検査を受ける患者さんについては看護師、薬剤師、臨床検査技師、診療放射線技師、理学療法士、作業療法士なども情報を書き込みます。そのために、患者さんの治療に関わるスタッフ全員が情報を共有できるのです。

コンピュータのシステム化がもたらしたのは、診察業務の質の向上や効率化だけではありません。患者さんの待ち時間が短くなり、カルテの保管や配送業務などの業務に人手をとられることもなくなりました。聖路加では、レントゲン写真やカルテ自体の保管場所がいらなくなったので、がん患者さんの化学療法室[※]（オンコロジーセンター）や内視鏡室などを新設することにしました。

電子カルテは、高価なこともあってすべての病院に普及しているわけではありませんが、大病院では今後さらに大きな役割を果たしていくでしょう。

［※］化学療法室
患者が定期的に通院して抗ガン剤などによる治療を受ける施設。

［救急室］

「救急室」とは、交通事故、やけど、病気などで倒れた患者を運び込んで、緊急治療を行う施設です。病院によって「救命救急センター」「救急部」など呼び名は様々で、専門技術を身につけた医者や看護婦が働いています。

救急室には、緊急治療を必要とする患者のため、通常の診察室や処置室、手術室のほかに様々な設備が備えてあります。たとえば、命に関わるような重い症状の患者を集中的に治療、看護する「集中治療室」（ICU）、急性心筋梗塞や不安定狭心症、重症不整脈などの心臓病患者を治療する「冠疾患集中治療室」（CCU）、手術後に病棟へ戻るまでの経過を観察する「リカバリールーム」などです。

救急室に運び込まれる患者さんの病気やけがは、「重症脳血管障害」「急性心筋梗塞や心不全」「急性大動脈乖離」「重症呼吸不全」「重症急性膵炎」「重篤代謝障害」「指肢切断」「急性中毒」「消化管出血」など様々で、すぐに治療をしないと生命の危険がある重症患者（3次救急）、命にかかわらないが入院が必要な患者（2次救急）、簡単なケガなどで入院の必要がない軽症の患者（1次救急）など、緊急度に応じて迅速な治療が行われます。

また、緊急治療のために、「除細動器」「ペースメーカー」「心電図モニター」「呼吸循環監視装置」「人工呼吸装置」などの医療機器も用意されています。また、災害時にも被災者の治療が行えるよう「建物が耐震耐火構造である」「医療・診療に必要な材料の備蓄がある」「応急収容するために転用できる場所がある」などの条件が求められます。

救急室では、専門の設備を使って集中治療を行う

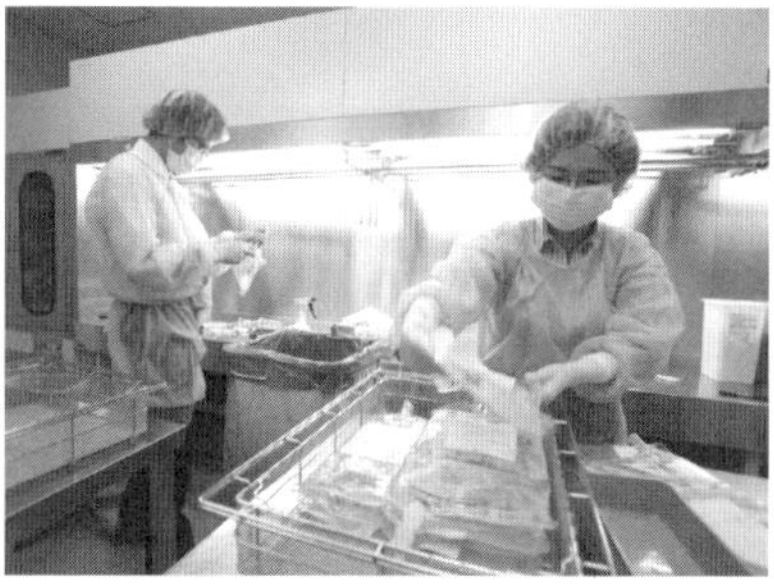

無菌製剤室では、主に、何らかの原因で口や腸から栄養を摂取できない患者向けに、静脈から栄養補給するための高カロリー輸液を調製しています。

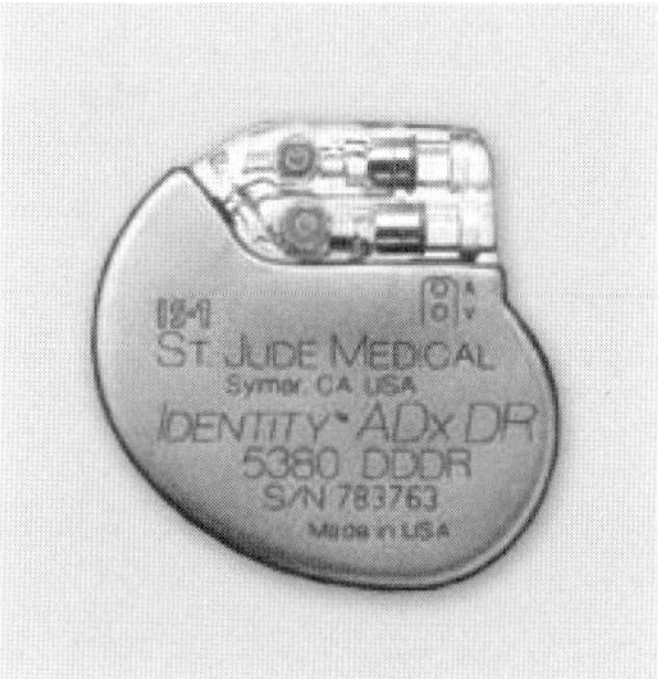

ペースメーカーとは、心臓の収縮が規則正しく伝わらない時に、心臓に周期的に電気刺激を与えて、心拍動を起こさせる装置です。緊急の時に用いる体外式と、体内に植え込む永久型の2種類があります。

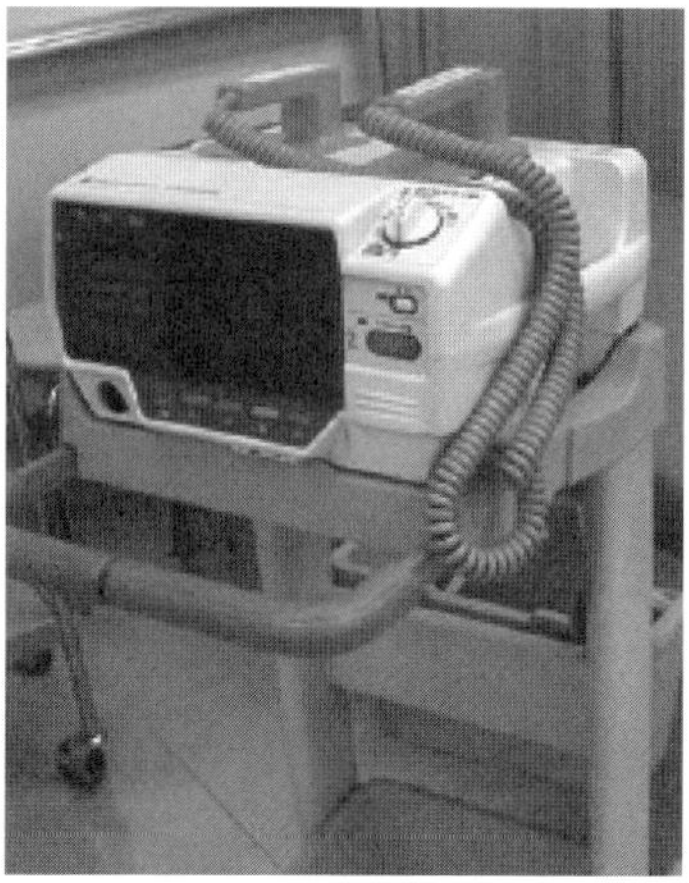

病院で用いられる除細動器を、一般市民も容易に使用できるように工夫したAED（自動体外式除細動器）が、空港、駅、公共施設、ビルなど、人が多く集まるところに設置されるようになりました。

［救急室❶］

初めての救急医療の現場では、焦って思わぬ失敗をする

救急医療というと、近寄りがたいような印象を受ける方も多いようですが、実は皆さんの身近なところにも救急医療の装置があります。

それは、最近駅などの公共の場所に置かれるようになった「自動体外式除細動器」（ＡＥＤ）です。ＡＥＤとは、心臓の筋肉が小刻みに震える状態（心室細動）になった際に、電気ショックを与えて（電気的除細動）、心臓の働きを正常に戻すための医療機器です。

心室細動では、心室［※］の筋肉の至る所で無秩序に電気的な刺激が発生するため、心臓が正常に収縮できなくなる状態です。心室細動を起こした人は全身に血液を送ることができなくなり、５から10秒ほどで意識がなくなり、30から60秒で呼吸が停止し、３から５分ほどで脳が損傷して、脳が傷つくとその後心臓が正常に動いても後遺症が残ります。そのため症状が出ると迅速に高電圧の

［※］心室
心臓を構成する４つの空間のうち、下半分に属する右心室と左心室のこと。

電気を流して、心臓を正常な状態に戻すのです。

除細動は初歩的な救急医療なので新米医師の研修医も行いますが、私は、研修医時代に初めて除細動を行ったとき、失敗をしたことがあります。

ある夜、ＣＣＵに入院していた50歳代の患者さんの心臓が突然止まってしまいました。当直当番の私はあわてて駆けつけて患者さんに除細動をかけたところ、また心室細動になり、何度も除細動を繰り返しました。

ところが私自身焦っていて、まだ患者の意識がある時に、高電圧の電気を流してしまったため、患者さんはものすごい痛みを感じていたのです。

「痛みを伴う除細動は患者さんの意識がなくなったところでかけなくてはならない」ことは習ってはいたのですが、心臓が止まってしまう患者さんを目の前にしてあまりにも焦ってしまい、患者さんの意識がなくなる前に除細動をかけてしまいました。

幸いにして、その患者さんは無事に回復して退院しました。退院するときに、「先生、あのときは痛かったよ」と言われた言葉が今でも甦ります。

一瞬の判断が人の生命を左右する救急医療の現場では、医者も慌ててしまうことがあるのです。

［救急室❷］

病院ごとの役割分担は、これからさらに進められていく

私が院長になってから、「聖路加国際病院はこれまで以上に救急病院としての機能を強化する」とスタッフに宣言しました。

現在、聖路加には、1日平均20台もの救急車が横付けされ、多くの救急患者さんが運びこまれます。自分で歩いてくる患者さんを合わせると、1日に受け入れる救急患者さんの数は100人以上になります。

その一方で、聖路加は「平均在院日数が10日前後」と日本で最も在院日数が短い病院の1つです。また入院患者さんの5人に1人は救命救急センター経由で来た重病の患者さんです。

こうした状況が実現できているのは、聖路加の病棟には本当に病状の重い患者さんに入院してもらって、良くなったらすぐに帰ってもらうという方針を取っているからです。

一方、日本の病院の多くは、在院日数が20から30日と非常に長く、人口あたりの病院ベッド数も諸外国と比較して3倍から4倍です。

その原因は、日本の大病院の多くは、入院して高度な治療を必要とする重病の患者さんから、「社会的入院［※］」という名の下にもう治療は必要なくなったのに自宅に帰れない慢性病の患者さんに至るまで、様々な病状、状態の方をすべて受け入れているからからです。

しかし本来、患者さんが求めるサービスは、救急医療が必要な患者さん、リハビリが必要な患者さん、慢性病を抱える患者さんでそれぞれ異なるはずです。そして本当に高度な医療を必要としない患者さんであれば、病院以外の様々な医療施設が受け入れることも可能です。

これからの日本では、高度な医療設備を持った大病院にはこれまで以上に救急病院としての役割が求められるようになるでしょう。厚生労働省も「救急病院等を定める省令」の一部を改正するなど、そうした方針を明確に示し始めています。

日本の医療施設にはいま、役割分担が求められているのです。

［※］社会的入院
急性期の治療が終わり、療養病棟に入院している高齢者で、身体的には在宅での介護が可能であるにもかかわらず、家族、住宅、その他の事情で在宅での介護が受けられない、あるいは特別養護老人ホームに入所できるまでの待機期間を病院で生活をしている状態のこと。

⑥医者は、様々な医療スタッフとともに働く

病院には、医者以外にも、様々なスタッフが働いています。

医者の医療処置を手伝い、患者の看護や介護をする看護のスタッフ、様々な機器を操って身体の中の状態を確認し、がん細胞などの悪い細胞を見つけ、血液や尿の成分を検査する検査のスタッフ、病気や治療で弱った身体を元の状態に戻す手助けをするリハビリのスタッフ、医者の書いた処方箋に基づいて薬を調剤する薬局のスタッフ、1人ひとりの状態を考えながら入院患者の食事を作る栄養士のスタッフ、患者の立場に立って様々な相談に乗るスタッフ。これらの人々は、「コメディカル」と呼ばれ、病院が質の高い医療を提供する上で欠かせません。

また、病院を運営していく上で忘れてはならないのが、様々な医療事務を行うスタッフです。受付や案内といった患者を応対するスタッフ、カルテに入力される様々な情報をコンピュータで管理して、使いやすい形で提供するスタッフ、医療費の支払窓口や診療報酬と呼ばれる費用を毎月、健康保険組合などに請求するスタッフに支えられて、病院は医療を提供しているのです。

では、「病棟」と「医療事務など」で具体的にどのような仕事が行われているのか、見ていきましょう。

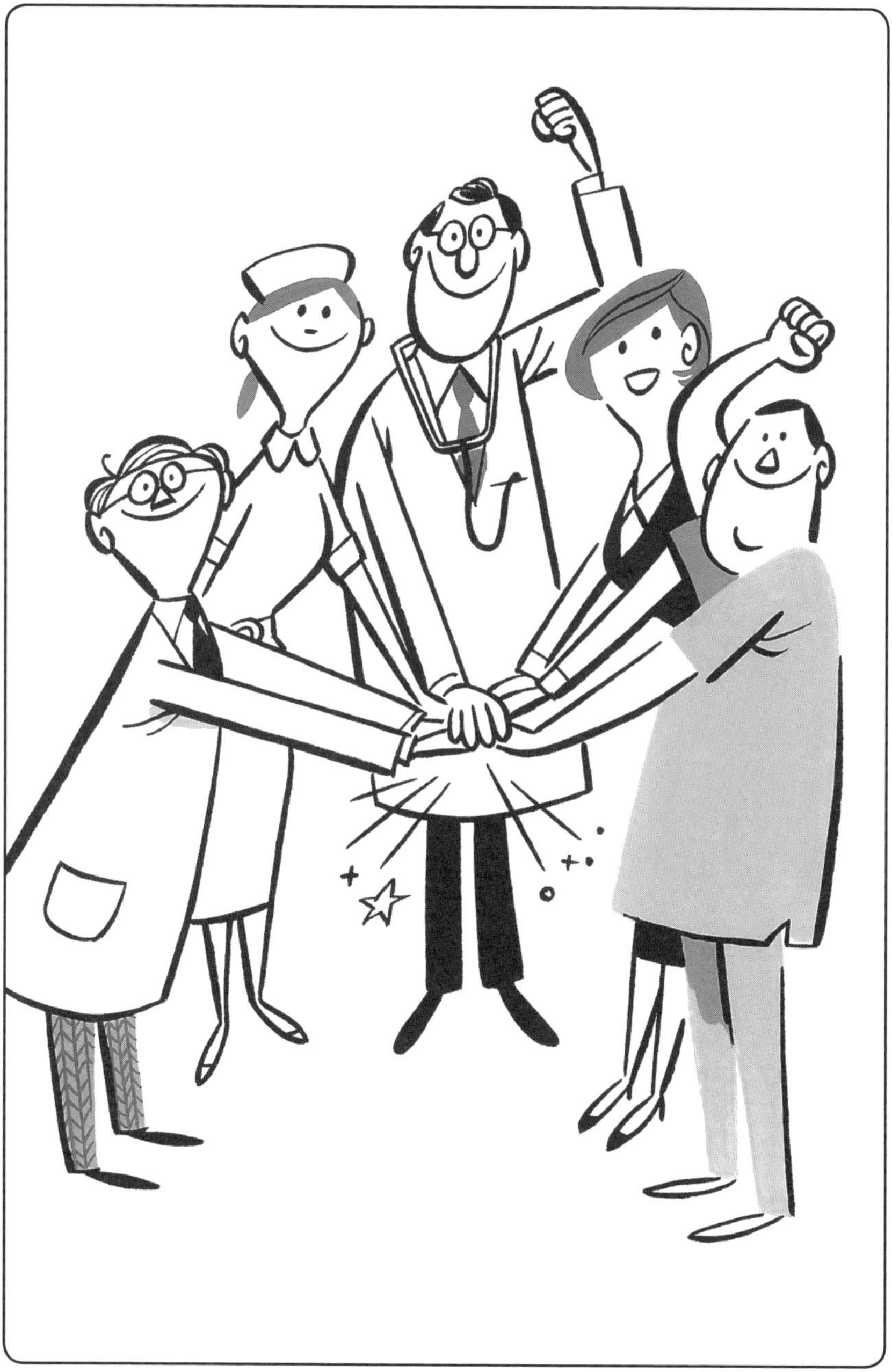

［病棟］

「病棟」とは、患者を入院させるための施設です。病棟には、病気の治療や全身管理が必要な患者が入院する「一般病棟」、病状は安定しているが看護や介護が必要な「療養病棟」、病状は安定しているが集中的なリハビリテーションが必要な「リハビリテーション病棟」、主にがん患者に対して肉体的・精神的苦痛を取り除く目的の「緩和ケア病棟」など様々な種類があります。そして、そこでは医者や看護師、看護助手が働いています。

病棟内には、「個室」「2人部屋」「4人部屋」「多床室」「重症個室」など様々な大きさの「病室」、看護師たちが詰めている「ナースステーション」などがあります。その他病院内には、入院患者などのための施設として「売店」「理髪室」「喫茶・食堂」「家族室」「歓談室（デイスペース）」「浴室」などがあります。また研修医を受け入れている病院には「研修室」があり、そこには研修医が詰めています。

入院患者には、医者による治療や処置のほか、様々なケアが必要になります。看護師は通常、看護師をリーダーとするいくつかのチーム単位（看護単位）で、病室の患者を担当します。看護助手の役割は患者の食事の用意や食事介助、ベッドメーキングなど看護師のサポート、患者のおむつ交換や入浴の援助などです。最近、病棟にも薬剤師が配置され、入院中の患者のための薬の調剤や、点滴の配合、患者が薬を飲む上での様々な注意事項の説明などを行っています。

病棟での業務は、基本的に24時間、休み無しに続けられます。そのため、看護師は3交代制もしくは2交代制で働いています。

病棟では、様々な入院患者向けのケアを提供する

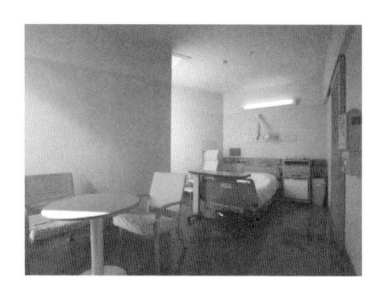

病室には、様々な種類がありますが、最近は個室も多く、中には浴室やトイレはもちろんのこと、応接スペースや液晶テレビ、DVDプレイヤーまでそろっている部屋もあります。

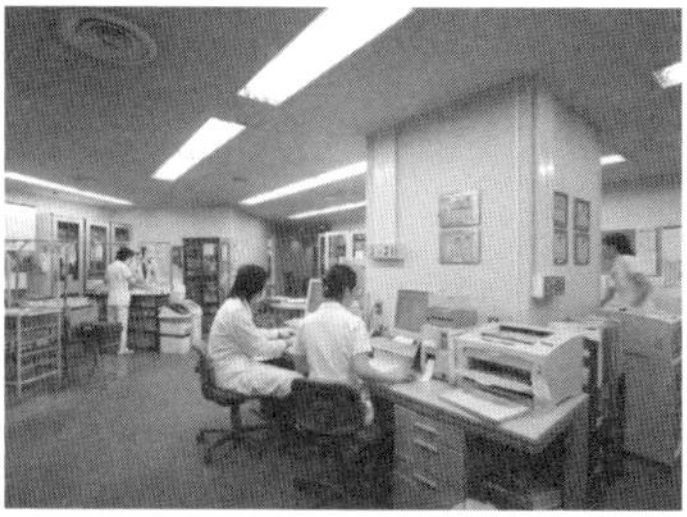

ナースステーションで働いているのは看護師だけではありません。研修病院では、数多くの研修医も受け入れており、看護師と医者がナースステーションで相談しながら医療を行っています。

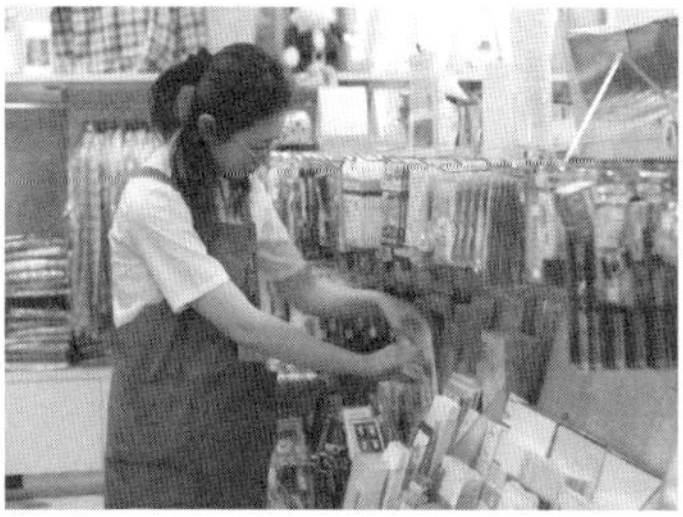

売店では、入院患者向けの生活用品や食料品、病院のスタッフなども購入する文房具、見舞客用の花やお菓子、さらには病院の記念グッズなども置かれています。

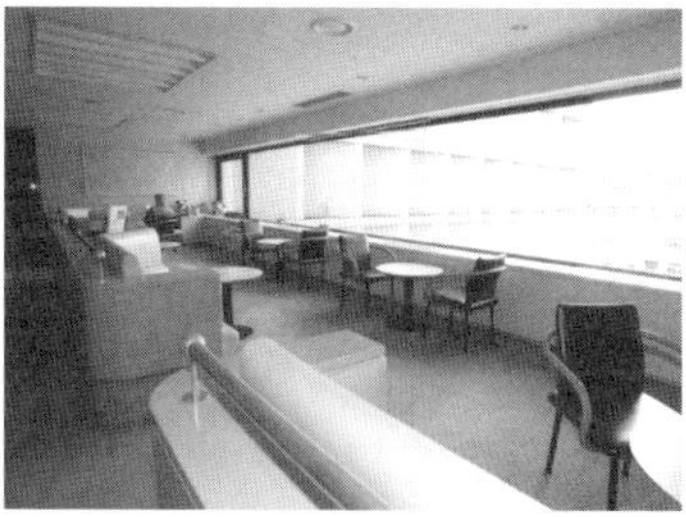

歓談スペースは、入院患者はもちろんのこと、お見舞いに来た家族にも解放されていて、用意されている本や雑誌などを読みながら、思い思いに時間を過ごしています。

［病棟❶］

病院の経営には、様々な視点からの意見が必要である

看護師の仕事には、「医者による診療のサポート」と「患者さんのケア」の2つがあります。前者は、医者がお腹の水を抜いたり、点滴をしたりする際の補助や準備の仕事。後者は、褥瘡［※］予防のために体位を変えたり、何時間おきかに薬を投与したりすることによる患者さんの苦痛除去の仕事です。

私は、後者において、聖路加国際病院の看護師たちが極めて大きな役割を果たしていると思います。

それを感じたのは、10年以上前、九州の大学に勤めていたころのことです。会議に出席するため東京に出張してきたのですが、胃がどうにも痛くてたまらず、聖路加の先輩のおかげで一晩だけ聖路加に入院したのです。

その折、担当の看護師、話の聞き方、話しかけ方、思いやりのある態度、コミュニケーション全般に渡って非常に良いケアを受けました。しかも、様々な

［※］褥瘡
寝たきり状態が続くと背中やお尻の皮膚がすりむけて、潰瘍を作りなかなか治らない状態のこと。床擦れとも言う。

受け答えから、きちんとしたトレーニングを受けて、技術を身につけていることがわかります。実際、患者さんに聞いても、看護師の評判は極めて高いのです。

聖路加に再度勤めるようになって、看護師の教育の質が高いことを再認識しました。新人看護師はそれぞれの配属された部署で、何ヶ月にもわたってきめ細かく教育されます。この教育を担当するのが、各病棟でチームを束ねるナースマネージャーで、実際の看護でもチームを引っ張っていく役割を果たしています。そしてナースマネージャーを束ねているのが看護部長。この看護部長を頂点とした看護師の組織は非常に機能的かつ強固です。

1人ひとりの看護師も自分たちの仕事にプライドを持っていて、看護師不足の時代に、聖路加には募集人員の何倍もの応募が来るほどです。この組織のまとまりが病棟を支えているのです。

こうした看護師の役割の大きさが評価され、聖路加では日本の病院の中でいち早く、看護部長が副院長になりました。つまり、看護師にも病院経営に参加してもらうことで、医者が中心になりがちな病院に、看護師の視点を取り込もうと考えたのです。

病院経営にも、様々な視点が必要な時代になってきているのです。

［病棟❷］

最初の1年で、10%近くもの看護師が辞めてしまう

06年から07年にかけて、医療の世界では、多くの病院が1人でも多くの看護師を集めようと大騒ぎになりました。きっかけは、厚生労働省が導入した「7：1看護制度」です。患者さん7人に対して看護師1名を配置すると、国の健康保険機関から支払われる医療費が格段に高くなることになったのです。

制度導入が決まると、日本全国の病院が、血眼になって看護師を増やしました。看護師が足りない一部の大学病院では、病院長が自ら日本各地の看護学校に出向いて、「是非、うちに卒業生を送ってほしい」と頼み込んだそうです。

そもそも看護師は病院において欠かせない存在です。しかも看護師になるには高校卒業後、看護師養成教育を行っている専門学校、短大、大学を卒業して、国家試験に合格しなければなりません。にも関わらず、就職した看護師の1割近くは1年目で辞めてしまいます。病院を辞めて他の病院や診療所で働く人も

いれば、看護師という職業を辞めてしまう人もいます。これは、非常に残念なことです。

看護師がすぐに辞めてしまう原因の1つに、それまで学校で習って身についていることと現場での仕事とのギャップがあります。大部分の病院では、看護師は数週間のオリエンテーションの後、現場で通常業務に携わることになりますが、新米の医者であれば研修医として半人前とみなされるのに、看護婦にはそうした猶予期間がなく、いきなりベテラン看護師と同じような仕事を求められるのです。

しかし実際には、医療現場できちんと訓練を受けて、技術を身につけなければ、看護などできません。いま現場からは、「研修制度を作るべきだ」「最初の1年間は研修期間にしたらどうか」などという声も上がってきています。

今後、高齢化社会が進むことで、看護師を必要とする場は、病院、診療所だけに限らず、老人保健施設、保健所、訪問看護ステーションなど、ますます広がっていくでしょう。患者さんの持つ治癒力を引き出す看護師の育成は、これからますます求められていくのです。

［医事・医療情報］

病院には、診察室、病棟などのほかにも様々な施設があり、そこでは医者や看護師のほかにも様々なスタッフが働いています。

病気やけがの結果、身体に障害を持つようになってしまった患者さんが社会復帰できるように訓練するリハビリ施設には、衰えてしまった筋肉を鍛え直す「パワーリハビリ器具」、立ったり歩いたりを訓練する「起立訓練ベッド」、痛みを和らげる「ホットパック」などが置かれ、基本・応用動作能力や社会的適応能力の回復を助ける「作業療法士」、音声機能・言語機能・聴覚に障害を持つ患者の機能向上を助ける「言語聴覚士」などが働いています。

入院患者などへ薬を出す「薬局」には、様々な薬が置かれている「医薬品管理室」、「液量器」「温度計」「調剤台」などが置かれている「調剤室」があり、「薬剤師」が薬を処方しています。

病院管理業務を担う「医事課」には、診療の予約や受付、外来診療費の会計、診断書や様々な必要書類の手配などを行う、様々な事務スタッフがいます。月末から月初にかけて発生する「レセプト」の処理は、患者が受けた診療の医療費を健康保険組合などに請求する重要な業務で、患者の受けた診療の種類ごとに定められた診療報酬を計算しています。

ほかにも、患者や家族の相談に乗って問題解決にあたる「メディカルソーシャルワーク」、安全な医療の提供をサポートする「医療安全管理」、医療データを解析する「医療情報管理」、入院患者の食事を作り患者に栄養指導する「栄養管理」、様々な医療用機器・機材の導入・点検整備・修理改良などを行う「臨床工学」などの部門で、様々なスタッフが働いています。

医事・医療情報では、様々な形で医療をサポートする

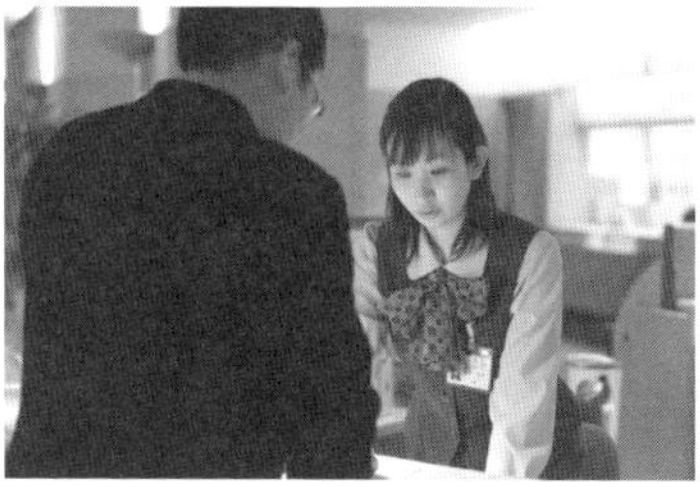

受付では、外来患者、入院患者、見舞客など様々な人から寄せられる質問に対して答えていきます。

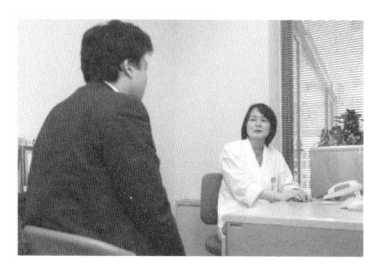

メディカルソーシャルワーク室では、患者が直面している医療以外の様々な問題の相談に乗ります。

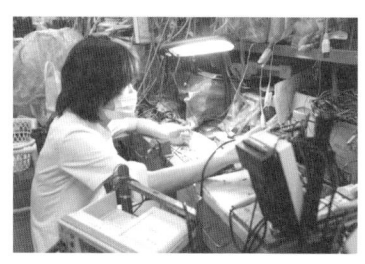

臨床工学室では、修理はもちろんのこと、現場の不満などを基に、改良にも取り組んでいます。

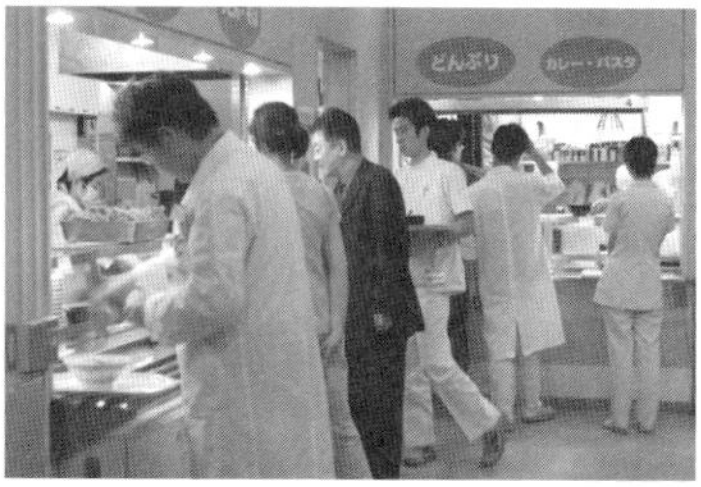

昼時の職員食堂には、病院に勤めるスタッフが集まり、思い思いの料理を摂り、憩いの一時を過ごします。

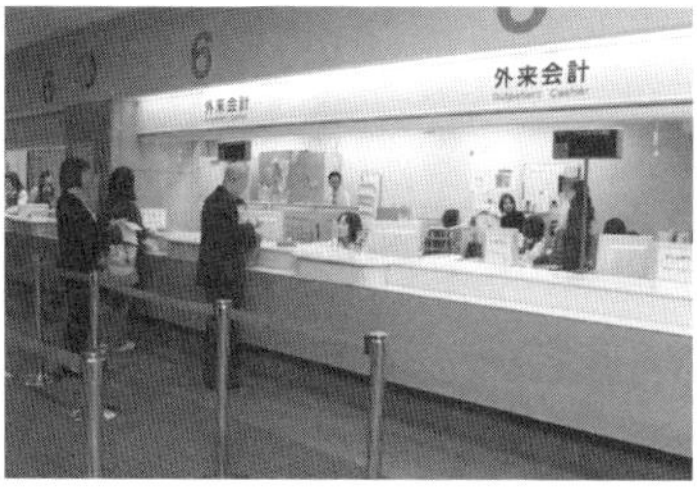

会計では、入院会計と外来会計があり、医事課のスタッフが忙しく働いています。

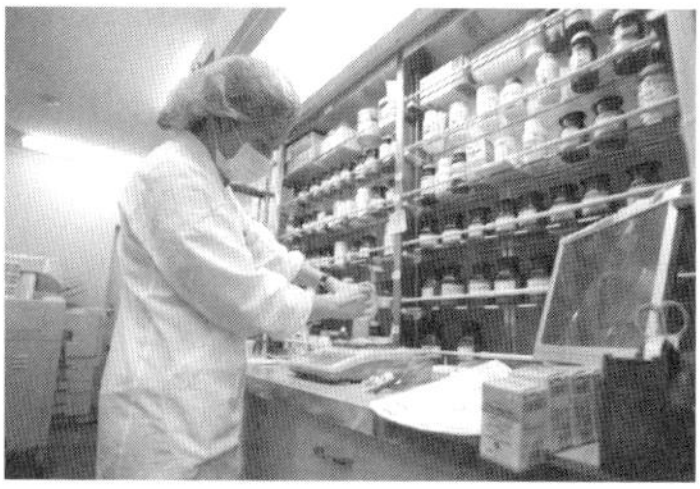

薬局では、薬剤師が処方箋に基づいて様々な薬剤を調剤し、患者に服用上の注意点などを説明します。

［医事・医療情報❶］

医療情報の解析によって、医療の質を向上させていく

電子カルテの導入によって変わったのは、診療の流れだけではありません。たとえば、カルテのチェック業務なども非常に楽になりました。

通常、患者さんの退院時には入院中の出来事、退院直前の状態といったことを「退院時サマリー」として要約してカルテに記入しなければなりません。また「DPC」（急性期入院医療の包括評価）と呼ばれる、「入院患者さんの治療に要した診療報酬を検査や診断などの費用ではなく病気の種類ごとに1日あたり定まった額で支払う方式」が導入されたことにより、DPC制度で必要なデータをカルテに記入する必要が出てきました。

紙のカルテを使っていたころ、これらのチェックは「診療情報管理士［※］」の仕事でしたが、現在は、電子カルテ上でチェックすることになるので、業務のやり方自体が大きく変わり、省力化されました。

［※］診療情報管理士
聖路加国際病院では、医療情報センターに所属して、電子カルテの管理業務に従事している。

また電子カルテは医療データの解析においても役立っています。

聖路加国際病院では、私が院長になってから「医療情報解析室」を設け、電子カルテから診療内容のデータを抽出して、どのような症状や病気の患者さんにどのような治療法が有効かを調べています。

たとえば「心筋梗塞の人にはアスピリンを投与して血液が固まるのを予防するべきだ」と言われているが実際に何パーセントの患者さんに処方しているのか、膵臓がんの患者さんが過去4年間に何人が聖路加において手術の結果はどうなのか、などの情報を5人の診療情報管理士が解析し、それを現場の医療スタッフにフィードバックしているのです。

今後の医療では、このようなシステムを活用した医療情報の解析が医療の質を高める上で重要な役割を担っていくと思います。

ただ、こうしたシステムの導入や運用にはお金がかかるので、現在の日本の医療制度ではなかなか実現できないのも事実です。ほとんどの病院はやりたくてもできないのです。

医療の世界にも、統計データ解析の考え方を取り入れるためには、国レベルでの医療政策が必要です。

［医事・医療情報❷］

医療事故には、根本原因を分析した上で対策を立てる

数年前、一定規模以上の病院には、医療の安全管理を専任で担当するスタッフの設置が法律で義務づけられました。

聖路加国際病院でも、看護師が1人フルタイム、副院長が医療安全管理室長を兼任という形で「医療安全管理室」を立ち上げました。

医療事故というのは、あってはならないことですが、残念ながら完全になくすことは不可能です。これまでも様々な病院で「患者さんを間違えて手術した」「右膝と左膝を間違えて手術した」「薬の量を間違って投与した」「入院患者さんが転倒して骨折した」などの事故が報告されています。医療安全管理室は、こうした事故がなぜ起こったのかを根本的なところから分析して、事故防止のための方策を立て、さらには事故の原因と対策を病院内のスタッフ全員に周知徹底させる役割を担っています。

たとえば、「患者さんを誤って手術したケース」であれば、なぜ誤ったのかを詳しく調査してみると、まず患者さんの体の一部を取り出して顕微鏡で見る検査をする際に、「取り出した検体を入れた試験管」に患者さんの名前をマジックで書くルールが徹底されずに名前を書き忘れた、患者さんの名前が印字されたラベルを打ち出して貼る際に別の医者が同様の検査のオーダーを出していたために違うラベルを貼ってしまった、などの原因がわかります。であれば、病院の職員全員がマジックで名前を書くことを徹底する、プリンタの台数を増やしてラベルが混同しないようにする、などの対応策が考えられます。

また最近では、事故が起こった後に報告をまとめるという受け身の活動だけでなく、「事故防止のメッセージ」を病院のスタッフ全員にインターネットなどを活用して配信しています。たとえば、「患者さん誤認が増えています」というメッセージが医療安全管理室から医療現場へと配信されるだけで、スタッフの意識も変わるはずです。

独立独歩の風潮が強い医者には、病院内でもなかなか情報が伝わりにくいものです。しかし、様々な工夫をすることによって、意味のある情報共有は実現できると考えています。

4章

医者の生き方

⑦ 医者は、経験を積みながら学習を続ける

「病気を直してくれた」「親が医者だった」など、人が医者になりたいと思う理由は色々です。

医者は高度な「知識」を持ち、優れた「技術」を身につけ、ほかの職業では味わえない「経験」ができ、人の命を救うことに「やりがい」を感じることのできる仕事です。しかも「高収入」で「社会的地位が高い」というイメージもあって、ある意味、あこがれの職業です。

一方で医者になるには、通常より2年長い6年間の「大学での勉強」で身体の構造・機能から、病気になるしくみ、薬が人体に影響を及ぼすしくみなど様々なことを学ばなくてはなりません。そして、きちんと学んだことを医師国家試験に合格することで証明しなければ、医者の「資格」を取ることはできません。

国家試験合格後も、医者として1人前になるまでには、5、6年、病院現場での「研修」を受け、日々の診療業務を通じて「経験」を積まなくてはなりません。経験を積む過程では、最新医療を学ぶための継続的な「学習」が必要となります。

では、「大学教育」と「臨床実習」について具体的に医者は何を学び、考えるのか、みていきましょう。

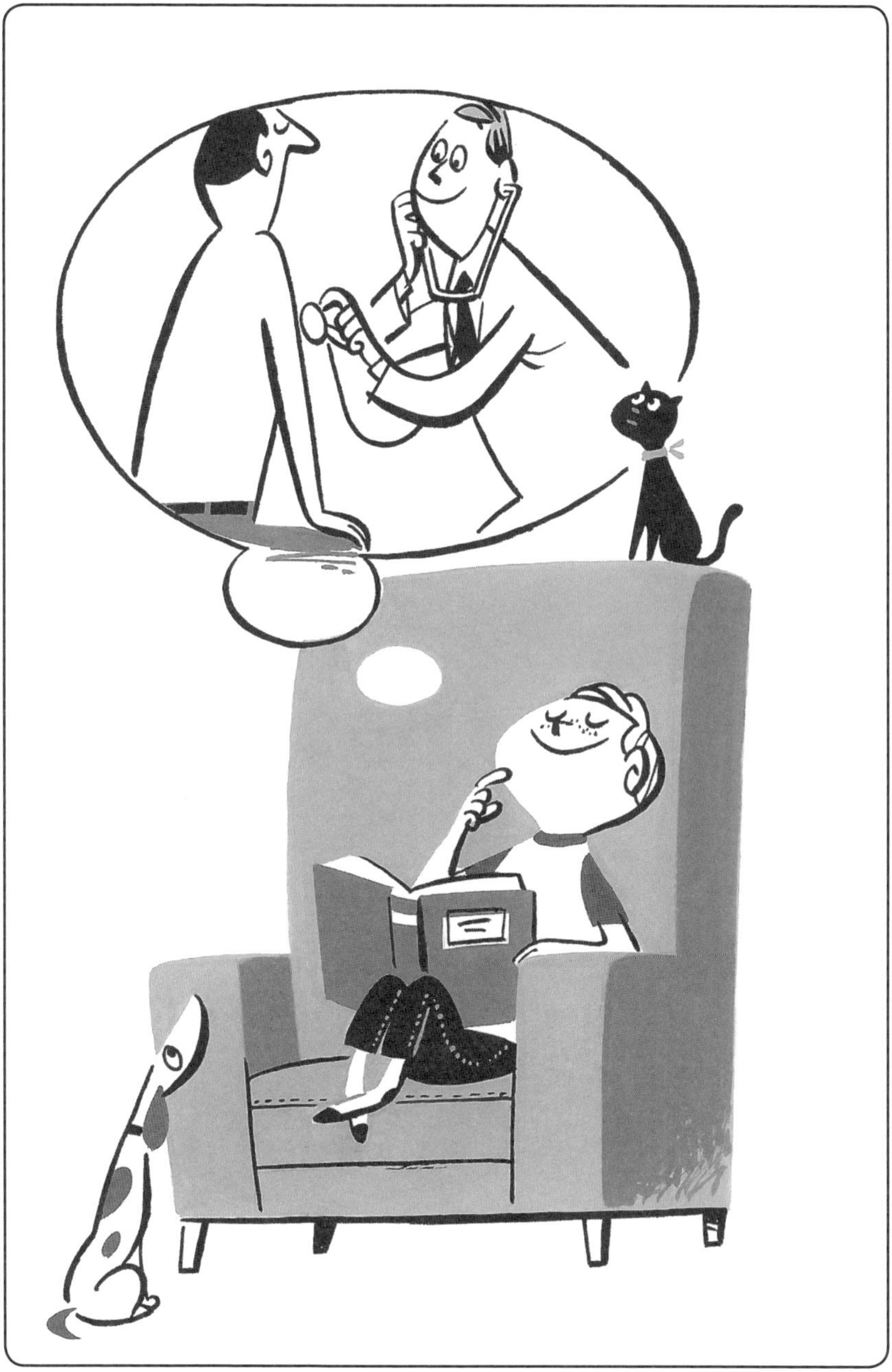

［大学教育］

現在、日本の大学の医学部では6年一貫の教育体制が取られています。

まず1、2年生は、「全学教育科目」と呼ばれる「自然科学」「人文科学」「外国語」などの基礎教養、一般教養を履修します。昨今は、医学部に入学する生徒にも生物学を履修していない学生が増えているので、大学1年生の必修授業として「医学生物学」や「人体構造概論」といった科目を設定して、医学の基礎知識である生物学を教えるようになっています。

2年生から始まる「医学専門科目」は「基礎医学」「臨床医学」「社会医学」の3つに分類することができます。

身体が正常に機能するしくみを学ぶ「生理学」、身体が病気になるしくみを学ぶ「病理学」、身体の肉眼レベルでの構造を学ぶ「解剖学」、身体の顕微鏡レベルでの構造（組織）を学ぶ「組織学」、生物における化学反応のしくみを学ぶ「生化学」、薬が人体に影響を及ぼすしくみを学ぶ「薬理学」などで構成される基礎医学は、その後の専門科目を学習していく上での基礎となる知識です。

また臨床医学では、医療の現場で患者に対して「診察」「検査」「診断」「治療」を行うために必要な知識を、「内科」「外科」「小児科」「眼科」「耳鼻咽喉科」など、すべての診療科について学ぶことになります。

さらに、「公衆衛生学」「予防医学」「法医学」「医療情報学」「国際保健医療学」「医療行政学」などで構成される社会医学では、主に「人の健康」と、「社会構造の変化」や「社会的活動」との関連性について学びます。こうして1年から4年までの間に、一般教養と基礎医学、臨床医学、社会医学など、幅広い知識を身につけるのです。

大学教育では、基礎知識と専門知識を体系的に学ぶ

医学部で使われるのは、総じて、ページ数が多く、写真やイラストが多用されたカラフルな教科書です。通常よりも教育機関が2年長く、しかも専門科目も非常に多岐にわたるため、学生は多くの教科書を購入することになります。

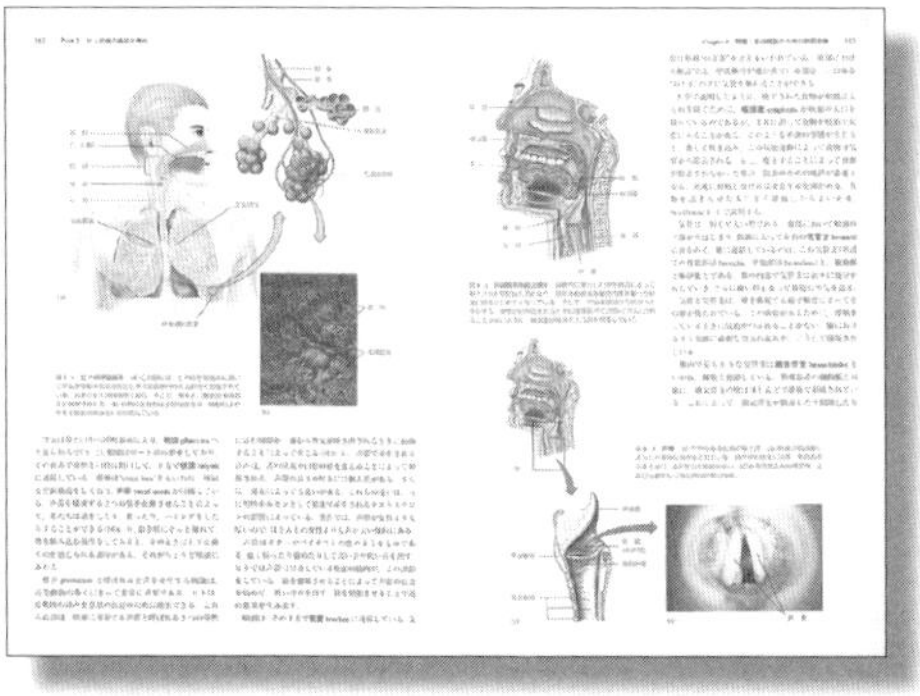

生物学の教科書

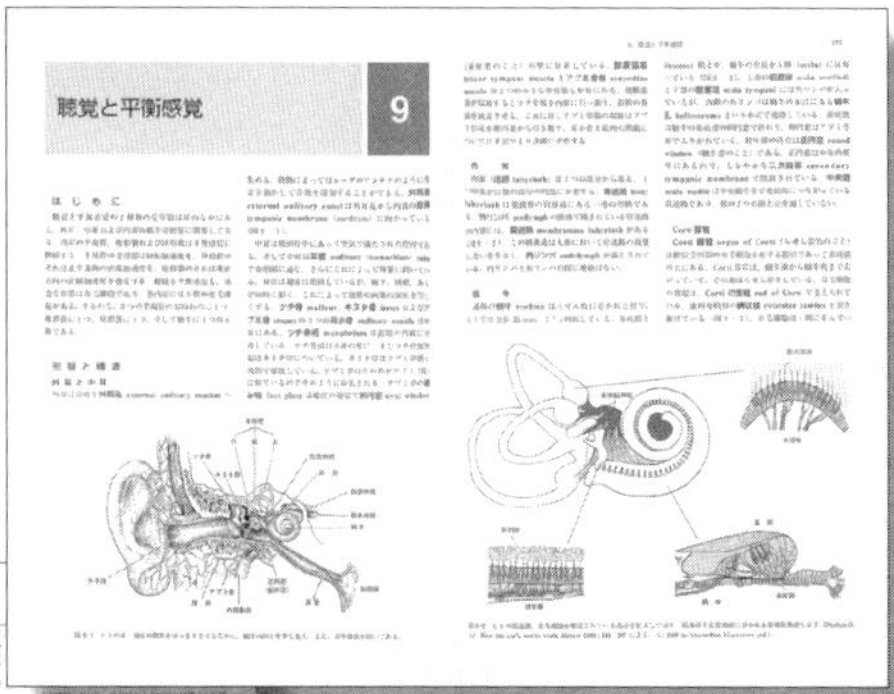

生理学の教科書

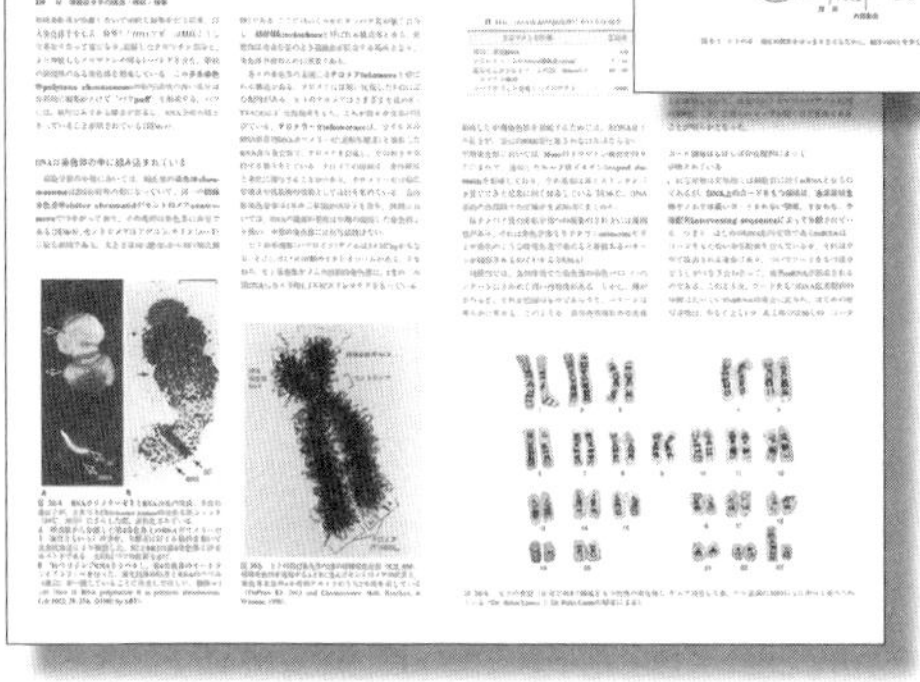

生化学の教科書

［大学教育❶］

医者の仕事には、論理性と感性の両方が求められる

医者というのはある意味、不思議な職業です。

医療を行う上では、生物学や化学、ときには物理学や数学など、科学的な知識が必要とされ、診察、検査、診断、治療のすべての段階で、科学的な論理性、厳密性が求められます。また1人ひとりの患者さんから得られたデータや経験が医学発展の礎になるという意味では、医者は広い意味での科学者ということになります。

一方で病気を持っている患者さんに対するとき、医者は、患者さんがどのような状態にあるのかを正確に把握するためによく話を聴き、痛みや悩みを敏感に感じ取らなくてはなりません。しかも、単に身体の問題だけではなく、患者さんの心や患者さんを取り巻く家族や社会の問題にも配慮しなくてはなりません。

つまり医者には、科学的な論理性と人としての感性の両方が求められるのです。前者は学校で学ぶことができても、後者はある意味、「人となり」そのものであり、日々の生活の中で身につけなくてはならない点が多々あります。

そのためには、音楽を聴いたり、絵を鑑賞したり、幅広いテーマの書籍を読んだり、医学以外の学問を学んだりすることが必要になります。私自身は特に、医療人類学〔※〕という文化人類学の一分野を学んだことで視野が大きく広がりました。米国留学時代、精神科医でありながら人類学の教授もしていたアーサー・クラインマン先生を通して「価値観の違いによって、同じ症状の人でも望む治療は人によって大きく異なる」ことを学びました。人を援助しようと思って善意から行うことでも、相手が望まなかったり、興味を示さなかったりする例もたくさんあるのです。

こうした考えは、私が診療する上で非常に役立ちました。医者、特に病院の勤務医の仕事は、労働環境も過酷で、つねに責任を問われる大変な仕事です。その過酷な環境下で、患者さんを救いたい、病気を治したい、という強い情熱を持ち続けるには、人としての成熟が必要となります。

医者とは、精神的に大人でなくてはできない仕事なのです。

〔※〕医療人類学
病気と健康（保健）に関する人類学研究分野のこと。

［大学教育❷］

暗記偏重の教育には、様々な問題点が潜んでいる

現在、大学で行われている医学教育は、身体のすべての部位の名前を暗記することから始まります。

解剖学［※1］では、肉眼で確認できる部位をすべて暗記します。骨と筋肉だけとっても、200種類以上の骨、それ以上の数の筋肉、そのすべてを暗記しなくてはなりません。組織学［※2］では顕微鏡レベルでの細胞、組織の働きをすべて、生理学［※3］では解剖学、組織学で学んだ部位の働き（機能）をすべて覚えなくてはならないのです。

すべて暗記し終わってようやく病気について学び始めるのですが、ここまでに暗記しなければならない知識は膨大です。創造力に富む若い人の脳をこのような膨大な暗記の勉強に使うことで、ノーベル賞級の才能を持つ人の創造性がつぶされてしまうのではないかと危惧されるほどです。20代の頭の柔らかい時

［※1］**解剖学**
生物体の正常な形態と構造を研究する学問分野のこと。

［※2］**組織学**
生物体の組織の構造と特徴を研究する学問分野のこと。

［※3］**生理学**
生物体の身体の機能と原理を研究する学問分野のこと。

期に単なる暗記によって、せっかくの創造的な才能の芽をつんでいるかもしれません。

そもそも医学部のカリキュラムがなぜ現在のような膨大な暗記を要するものになったのかと言えば、第1に医学の発展が日進月歩で黙っていても学ぶべき内容が増えていくこと、第2にそれぞれの分野の研究者である教授が教えるために患者を診るのに必要なレベルを超えた非常に高度な専門知識まで教えること、などが原因だと思います。しかし大学の医学部を卒業する学生のほとんどは、研究者ではなく、臨床医として働くので、従来のカリキュラムでは、必ずしも必要でない知識も暗記しなくてはならなくなっているのです。たとえば、骨や筋肉の中には、人の病気と無関係のものもたくさんあります。当然、それらに関する知識を詰め込んでも、覚えているのは試験期間中だけで、すぐに忘れてしまいます。暗記のために費やしている時間が無駄なのです。

最近になって医学部のカリキュラムが大きく変わりつつあります。新しいカリキュラムでは、たとえば胸が痛いと訴える患者さんを診察する上で必要な解剖学、組織学、生理学といった切り口で、知識が再編成されています。

こうした動きがさらに発展することを望んでいます。

臨床実習

医学部での6年間の3分の2で医学の基礎・専門知識を学んだ後、授業は実習が主体になります。5年生から6年生にかけて、医学生は、実際の患者さんに接しての「臨床実習」を体験するのです。

臨床実習の形式は様々ですが、ほとんどの大学では、大学病院の全診療科をそれぞれ1週間から4週間程度回ることになります。そこでは、教授や准教授が外来の患者さんを診察しているところを見学したり、外来で来た患者を実際に診察する「外来実習」、医療チームの一員として入院中の患者を受け持って診断や治療を行う「病棟実習」、外科手術を見学する「手術見学」などを経験します。

臨床実習で、医学生は様々なことを身につけます。まず外来では、基礎技術として、患者さんとのコミュニケーションを通じた病歴聴取の技術、視診・打診・触診・聴診を介した患者の全身状態把握の技術、カルテの記入法などを学びます。

病棟実習では、基本的な医療技術（手技）としての「採血」「注射」「カテーテル挿入」「気道確保」「人工呼吸」のほか、「尿検査」「血液検査」「心電図」「レントゲン撮影」などの検査技術を学びます。手術見学では、「麻酔」「縫合」「消毒」などの外科技術を見学し、一部実際に行うこともあります。

学習の方法は様々で、難しい処置は見学、介助し、簡単な処置は学生が自ら行いながら、内科系・外科系・救急医療の臨床実習などで、各現場での実務ノウハウを学んでいくのです。

そして6年生の臨床実習は、医学部における最後の仕上げでもあり、「指導教員」の下、医療チームの一員として自ら患者を受け持つのです。

臨床実習では、見学・介助・実践で実務を身につける

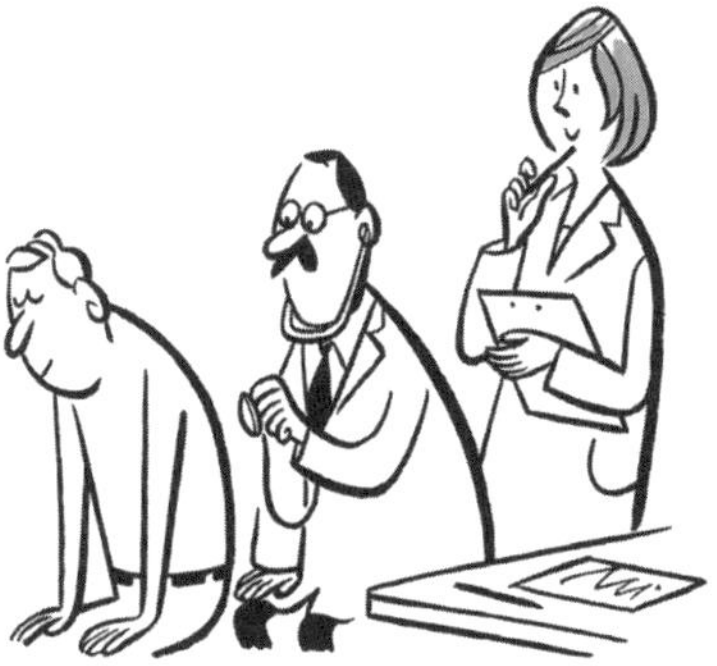

臨床実習では、教科書や文献などの知識だけでなく、現場での思考法や実技、診療や学習に対する態度など、医者としての能力を先輩の医者から総合的に学びます。

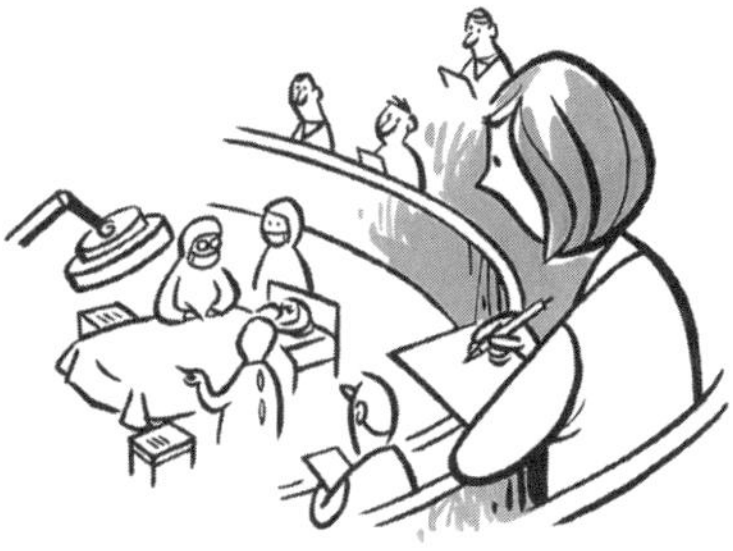

手術見学では、外科医が実際に手術をしながら、解説したり質問に答えます。見学後、学生は、手術の感想を書いてくるよう求められることもあります。

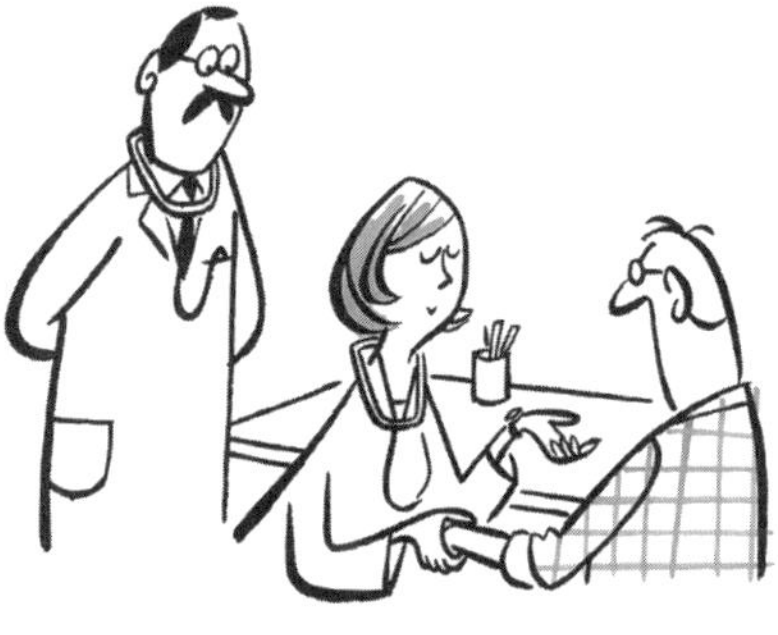

臨床実習では、学生にも患者の診療業務のうち、能力に応じて役割が任されます。指導医と研修医の指導の下、診察し、カルテを書くという経験をするのです。

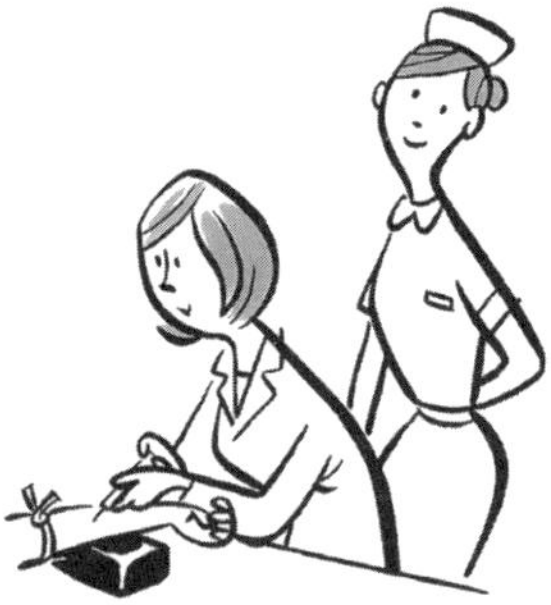

学生が医者としての知識、思考法、技能、態度の基本的な部分を学ぶ相手は、先輩の医者だけではありません。看護師や多くのコメディカル全員からなのです。

［臨床実習❶］

多くの学生は、解剖実習で医者になることを実感する

解剖実習は、私の学生時代において最もショッキングで、一生忘れられない経験でした。多くの医学生は、この実習を行って、はじめて自分が「本当に医者になる」ことを実感します。

ふつうの生活では目にすることのない「人の遺体」を前にすると、人は思わず押し黙ってしまいます。

「人は死ぬと単なる物質となる」という厳格な事実と、その遺体をいわば材料にして自分が勉強するという責任感。「遺体を献体してくれた方のためにも、自分はきちんと勉強しなくてはならない」という念にかられるのです。

解剖の実習は厳粛な雰囲気の中で行われます。医学生は、医学とは浮ついた気持ちでできる学問ではないことを改めて実感して、それまで多少チャラチャラしていた人も実習が始まるとビシッとした態度になります。

ある意味、解剖実習とは、医者になる者にとって、職業人としての「背骨」が入る授業なのかもしれません。

私のころの解剖実習は、実習生2人から4人に対して1体の遺体で行われました。解剖実習の目的は、骨、筋肉、血管、組織、器官などの構成要素が人体という空間の中でどのように配置されているのか、細部にわたって3次元でイメージできるようになることです。

そのため、今週は〝脳〟、次週は〝肺〟と、毎週、順番に解剖しながら、教科書とつき合わせて、人体の構造と個体差を理解していきます。そして、実習の期間中、各部位の名前や機能についての口頭試験や筆記試験が繰り返し行われます。

解剖実習に使われる遺体は、有志の方から献体されたもの。ホルマリン［※］処理されていて、3、4ヶ月の間、私たちの勉強のために使われます。そして、すべての部位が解剖されると、最後にはすべての骨が見える状態となります。実習生は遺体をできるだけ元通りの状態に戻し、火葬、慰霊します。

解剖実習は、人の生命の不思議、人体の不思議、そして何よりも、医者としての仕事の意味深さを心に焼き付ける体験でした。

［※］**ホルマリン**
ホルムアルデヒドの水溶液のこと。生物の組織標本作製のための固定・防腐処理に広く用いられる。

［救急室❷］

症例ベースのカリキュラムが、いま求められている

聖路加国際病院では、毎年、多くの研修医を受け入れて臨床実習を行っていますが、いつも感じるのは、現在の医学部のカリキュラムに臨床の視点がまだまだ足りないことです。

たとえば、「胸が痛い」と訴える患者さんに対応するとき、医者には「胸の痛みを引き起こす病気には何があるのか」「それぞれの病気にどのような特徴があるのか」「どのような診察や検査を行えばよいのか」「胸の痛みを引き起こす病気の治療法にはどのようなものがあるか」という臨床の視点で構成された知識が必要になります。

現在の医学部のカリキュラムでは、残念ながら、「症例」からのアプローチが不十分です。解剖学や組織学、生理学、病理学［※1］や薬理学［※2］、さらには病気自体の知識はあっても、患者さんの症状からのアプローチが不十分なのです。

［※1］病理学
病気の原因、発生機構を研究する学問分野のこと。

そのため新人の医者は医療現場で患者さんを実際に診るようになってから、頭の中で医学知識を臨床的な視点から再編成せざるを得ないので、教育として効率的ではありません。私は、医学部における教育とは、本来、症例ベースであるべきだと考えています。たとえば、「胸が痛い」という症例を例に「解剖学的に身体のどの部分がおかしくなっている可能性があるのか」「それを確かめるためにはどのような検査が有効か」「診察と検査の結果を受けてどのように診断するべきか、それに対してどのような治療が必要か、処方する薬の働きはどのようなものか」という視点から、解剖学、組織学、病理学、薬理学を教えていくのです。これなら臨床現場での実践的な知識を身につけることができます。

実際、カナダや米国のメディカルスクール［※3］では、こうした症例ベースの教育が主流となっており、医学生は早期から病院の医療現場を経験します。最近日本でも、医学生にできるだけ早い段階で臨床を経験させる大学も出てきました。今後は、こうした取り組みが広がって、より実践的な医者の教育カリキュラムが構築されていくと考えています。

［※2］**薬理学**
薬の生物体に対する作用効果を研究する学問分野のこと。

［※3］**メディカルスクール**
米国やカナダの医師になるための大学院。日本の教育制度と異なり、四年間の大学を卒業した者がさらに四年間の医学教育を受ける。

⑧ 医者は、様々な生き方を選択できる

臨床実習を終えると、医学部の学生には一つの山が見えてきます。医師国家試験です。この試験に合格しなければ、医者として働くことはできません。

しかし、医師国家試験はあくまでも1つの通過点です。本当に重要なのは、自分がどのような医者になるのかを選択し、そこに向かって歩を進めることです。

医者の仕事は、「患者の病気や怪我を治す」ことであり、「患者の苦痛を取り除く」ことですが、そのためには様々な役割が求められます。大きな病院の勤務医として最新の医療を患者に提供する役割、町の開業医として地域の人々に安心できる医療を提供する役割、研究者として新しい治療法や治療技術を開発する役割、無医村での医者として僻地医療に携わる役割、「国境なき医師団」のように貧困地域や第3世界での医療活動に携わる役割など、その生き方は実に様々です。

医者としてどの道を選ぶかは、社会の中での自分の人生の役割そのものを考えることなのです。

では、「卒後研修」と「進路選択」について医者は何を体験し、何を考えるか、みていきましょう。

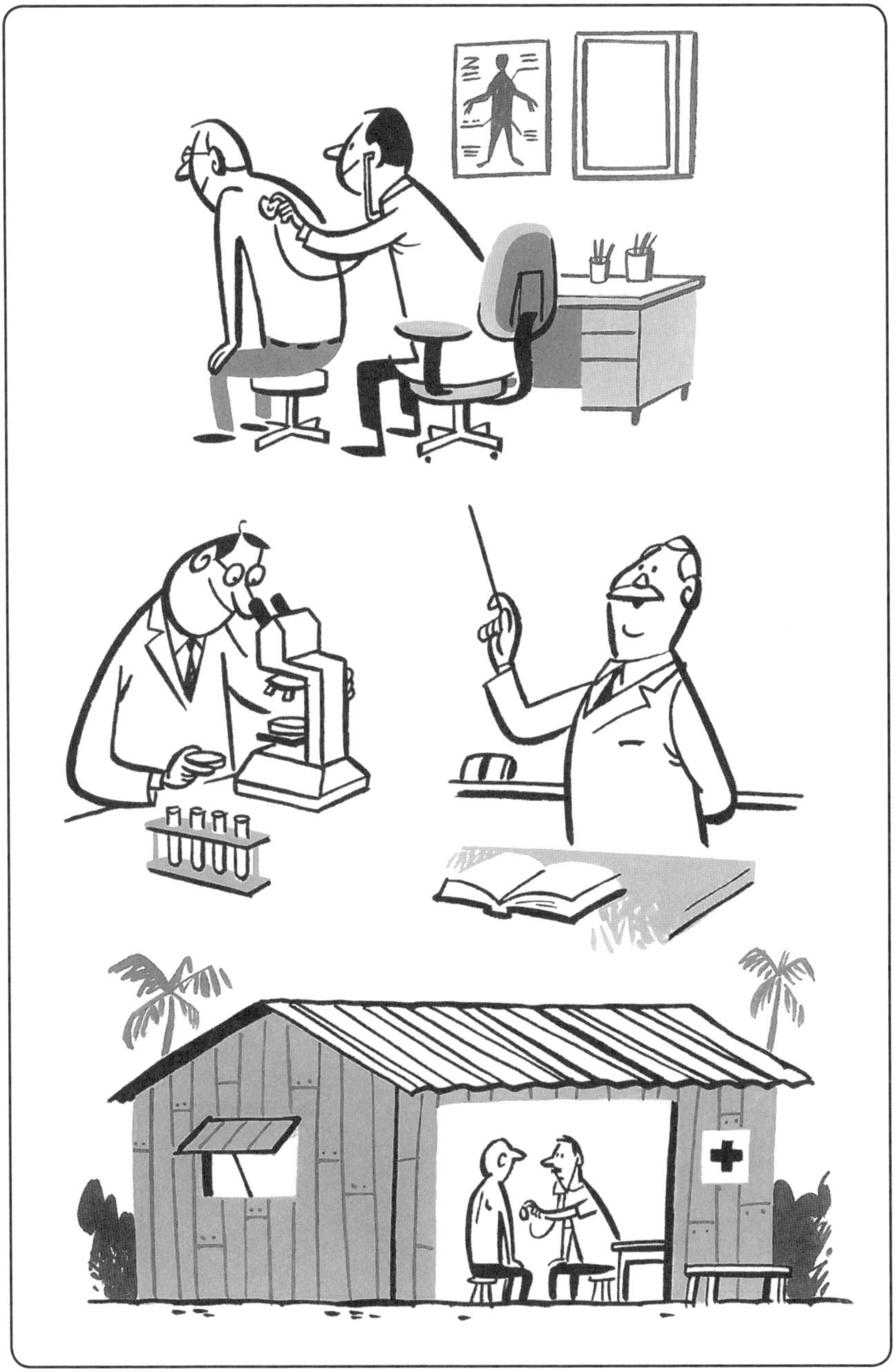

［卒後研修］

大学での6年間の勉強を終えた医学生は、毎年春に行われる「医師国家試験」を受験します。医師国家試験に合格すると、さらにその後2年間にわたって、「卒後臨床研修」（卒後研修）を受けることになります。

病院で勤務するこの2年間は「医者の見習い期間」です。「研修医」と呼ばれ、先輩の医師の指導の下、臨床経験を積むのですが、学生時代とは違い、病院から給与が支給されます。

研修期間中、少なくとも、内科、外科、救急部門（麻酔科を含む）、小児科、産婦人科、精神科、地域保健医療の7分野を回わります。

これによって、臨床医に必要な基本的な能力を身に付けつつ、自分の興味や適性に基づいて、進むべき診療科（専門）を決めるのです。

この2年間の研修医を、「前期研修医」と呼び、その後専門分野の研修に入った医者を「後期研修医」と呼ぶこともあります。

後期研修医の期間は専門分野によって異なりますが、通常、4年程度で、その後に試験を受けて各分野の専門医になります。

なお後期研修医の呼び名は病院によって「専門研修医」「専修医」「修練医」など様々です。たとえば聖路加国際病院では、前期研修医を「ジュニアレジデント」、後期研修医を「シニアレジデント」あるいは「専門研修医」と呼んで区別しています。

このように、大学卒業後の6年程度、研修することで、ようやく一人前の臨床医として働くことができるようになるのです。

卒後研修では、様々な診療科において臨床経験を積む

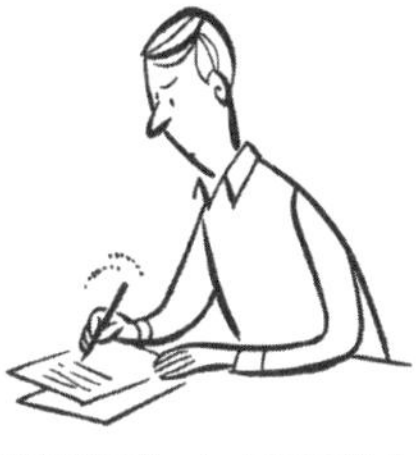

医師国家試験には、すべての医学分野に関する問題が出題されます。

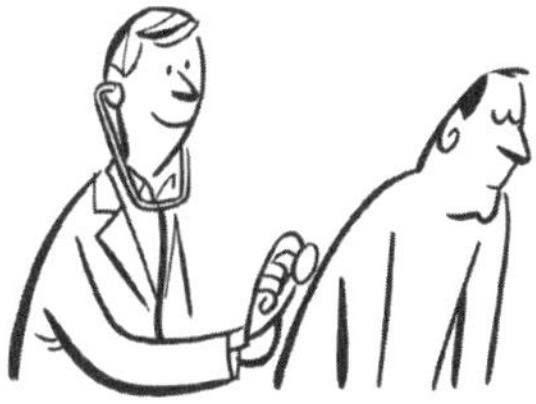

卒後研修では多くの診療科を回って、頻度の高い病気の患者を多数経験します。

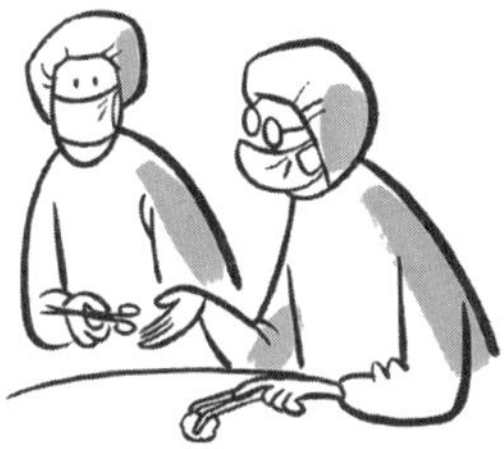

外科の研修では、手術スタッフの一員として加わって、手術手技や術後管理も習得します。

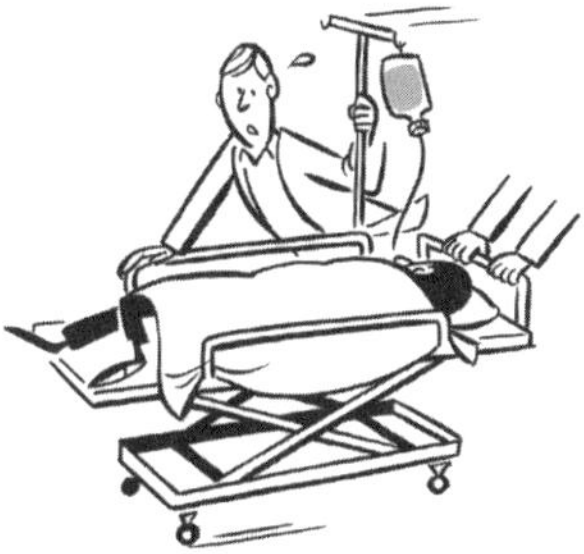

救急医療の研修は、1次救急だけでなく、2次や3次など救急医療全般に参加します。

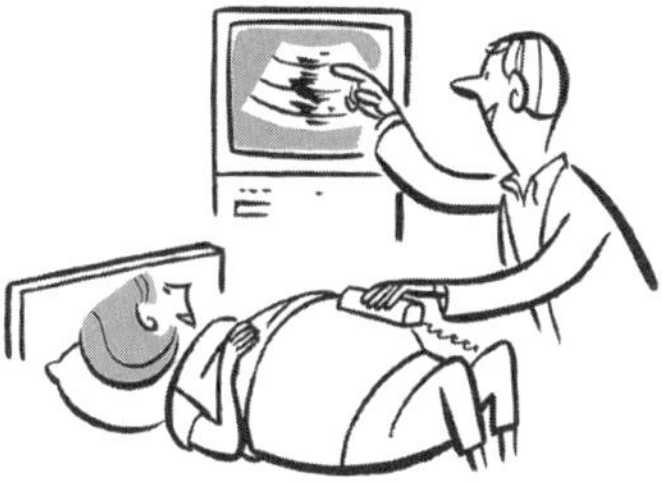

超音波検査など、診察室で行う様々な検査技術も習得します。

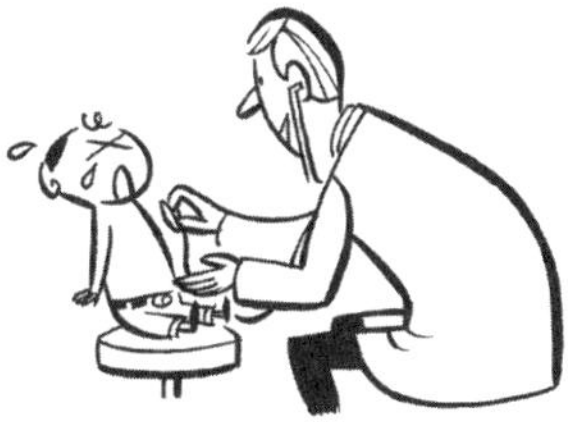

小児科での研修では、大人とは異なる子供の診察・治療技術を学びます。

［卒後研修❶］

多くの医者は、卒後研修の最中に自らの進路を決める

研修医とは、先輩医師から見れば、まだ半人前以下。車で言えばならし運転をしている状態です。この時期にどんな人と出会い、どんな土台を作れるかが、その後の医者としての人生を大きく左右します。

大学卒業後、私が、研修先として選んだのは聖路加国際病院でした。そのころから聖路加は、患者さんに対する接し方や考え方が非常に厳格で、「研修医といえども、自分が担当する患者さんについては病状を最もよく把握しておかなくてはならない」雰囲気がありました。

病院内に寮があったこともあって、研修医はほぼ全員、1日のすべてを病院で過ごす生活を送っていました。たとえば、朝6時に病棟に行くと、まず患者さんを診て、採血し、看護師にその日の検査や治療の予定を伝えることで1日が始まります。日中は、予定された検査や治療を行い、病状が急変した患者さ

んのところにかけつけて救急処置を行ったりと、状況に応じて様々な業務をこなします。

このような様々な業務の経験は、大きな研修病院に勤めていなければなかなか経験できません。「この機会に、とにかくできるだけ色々なことを経験しよう」と、このころ私たちは競って遅くまで病棟にいました。「研修医の誰々が今日、中心静脈カテーテル［※］を挿入した」と聞くと、自分はまだ1回もやっていないことがすごく気になったものです。

当時の我々は、できるだけ多くの臨床経験を積むことに必死だったのです。

卒後研修は、経験を積んで医療の基礎知識と技術をしっかり身に付ける時期であると同時に、自分のやりたいこと、向いていることを見極める時期でもあります。実際、卒後研修での経験から、当初は考えもしなかった分野に仕事の場を求めるようになる者も少なくありません。

そしてこのときに、「自分もこうなりたい」と思える先輩や同僚の医者に出会い、生涯にわたる関係を築ければ、一生の財産になります。

卒後研修とは、医者としての原体験の場なのです。

［※］**中心静脈カテーテル**
心臓の近くの太い静脈（中心静脈）に薬や栄養素を注入するための細い管（カテーテル）。首の静脈から入れる。

［卒後研修②］

病院の優れた教育システムが、優れた臨床医を育てる

聖路加国際病院では、医者を育てるためのシステムとして「屋根瓦方式」というやり方をとっています。

これは、新人研修医を2、3年目の先輩研修医が教え、2、3年目の研修医を4、5年目の研修医が教え、4、5年目の研修医をさらに上の先輩医者が教える、というように、すぐ上の先輩が後輩を教えていくシステムです。当然、研修医だけでなく、研修期間を終了した医者についても同様に、先輩の医者が教育を行います。

このやり方を採用しているのには、いくつか理由があります。

まず、すぐ上の先輩なら、ついこの間まで自分がやっていたことなので、何を伝えれば、後輩にもっとも役に立つのかがわかります。また、人に教えることで、知識や技術をさらに確実に自分のものにすることもできます。しかも、

このような形で病院の中に「教える―教えられる」の関係ができあがることで、横（同期の間）の連携だけでなく、縦（先輩と後輩）の連携が自然にできあがります。

これは、世代間を超えて知識や技術を継承していくための優れたやり方です。

本来知識とは、可能な限り言語化して継承していくものですが、医療には言語化が難しい「コツ」のようなものも存在します。そうしたものを少しでも効率よく伝えていくためには、コミュニケーションの密度を上げるほかありません。しかし、40、50代の医者が培ってきた貴重なコツを、彼らが直接20代の研修医に教えても、知識や経験、担っている仕事内容に差があって、必ずしもうまく伝わりません。

その点、すぐ上の先輩であれば、病棟で一緒に患者さんを診ているので、教わる者に合った形で教えることができます。

インターネットなどを通じたデジタルなコミュニケーションだけでは伝わらない「英知」をいかに次の世代に伝えていくかは、医療においても重要な課題なのです。

〔進路選択〕

2年間の卒後臨床研修（前期研修）を終え、後期研修に進むときに将来どのような医者になるのか、最初の決断が必要となります。

一口に医者と言っても、仕事の内容には様々な選択肢があります。

まず診療業務を担当する臨床医の道を選ぶのであれば、その専門によって、一般内科・循環器科・消化器科・呼吸器科・神経内科・腎臓科・心療内科などの内科医、一般外科・脳神経外科・心臓血管外科・泌尿器科・整形外科などの外科医のほか、小児科医、産婦人科医、精神科医、眼科医、耳鼻咽喉科医、皮膚科医、などの選択肢があります。

そのほか、医者の診療を支えるという、他の診療科にとってなくてはならない存在の医者もいます。麻酔科医、放射線科医、病理医です。麻酔科医は手術時の麻酔や痛みを取り除くための麻酔を、放射線科医は放射線を用いたレントゲン撮影やCTなどの検査やがん患者などの治療を、病理医は体の組織や細胞の検査による診断を担当します。

「研究者」という選択肢もあります。医学の様々な専門分野で研究を行い、病因の解明や治療法の開発に力を注ぐのが仕事です。研究者としての第一歩は、研究成果を博士論文にまとめ、大学の定める審査会をパスして医学博士になることです。

どの道を選ぶかによって、働く場所も大きく左右されます。臨床医は最も選択肢が広く、大病院や中規模の病院での勤務医、あるいは自分で医院や診療所を構える開業医として働くことが可能です。一方専門医は、大病院での勤務がほとんどで、多くの研究者は大学や研究所で働くことになります。

進路選択では、仕事内容と適性から将来の道を選ぶ

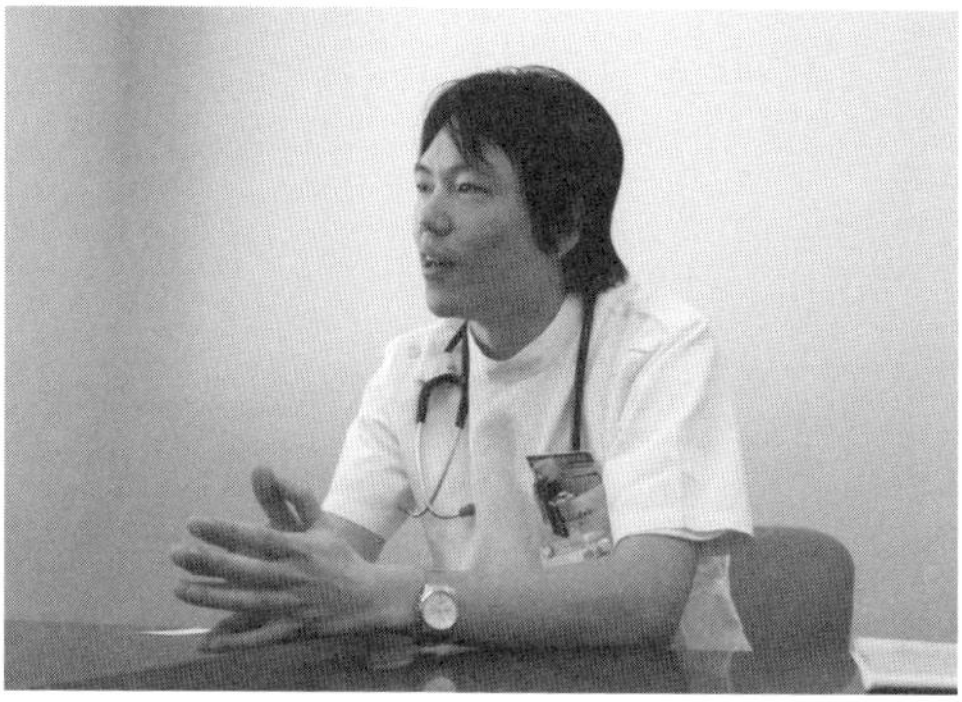

野村章洋さんは、金沢大学を卒業後、10箇所ほど病院を見学し、優れた研修プログラムと病院スタッフの患者への優しい態度を見て聖路加国際病院での研修を選びました。現在は、患者さんが治ったときの笑顔を楽しみに、15-20人の患者を受け持ち、診療業務、検査業務、カルテなどの書類業務に、朝から晩まで忙しい日々を送っています。

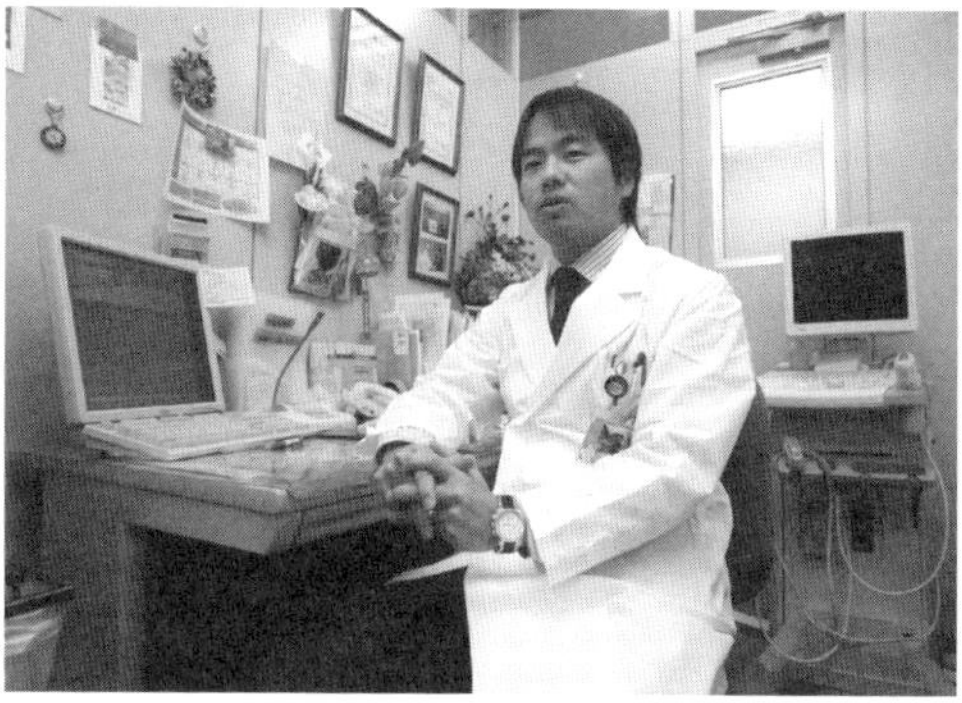

林直樹さんは、聖路加国際病院での研修医を経て、現在、乳腺外科のフェローとして働いています。主に乳がんや乳腺症の患者を診療する上で、いつも心がけているのは、「自分がしてほしいことをしてあげること」。そのためには、身体だけでなく家族も含めた患者の事情を把握し、治療に望みたいと常に思っています。

［進路選択❶］

臨床の現場では、幅広い分野での診療能力が求められる

患者さんは、通常、自分がどのような病気であるかはわからない状態で病院や診療所を訪れます。

たとえば、「胸が痛い」から呼吸器科［※1］へやってきた患者さんを診察してみると、その原因は、循環器科［※2］が扱う病気のことも少なくありません。

そのとき、患者さんを最初に診た医者が「まったく専門外のことはわからない」ということでは困ります。医者はたとえ特定の分野の専門医であっても、専門外の病気についても一通りの診断と簡単な治療ができなくてはなりません。

しかしややもすると、日本の大学や病院では、専門分野のみのトレーニングが行われ、幅広い診療分野の教育は行われません。そのため、日本の医者の多くは専門外の患者さんは診れないのです。呼吸器の医者なら肺のこと、眼科の医者なら目のことしかわからない。そのためすぐに「他の診療科に行ってくれ」

［※1］呼吸器科
気管、気管支、肺などの臓器に関する病気を担当する内科のこと。

［※2］循環器科
心臓病、血管などに関する病気を担当する内科のこと。

と言ってしまうのです。これでは医者が単なる身体の部品の修理屋になってしまいます。しかもこれまでは、そうした専門の病気しか診たことのない医者が大学や病院を辞めると突然、幅広い病気を診る立場になっていたのです。

もちろん専門分野の勉強は重要ですし、それを深めていくことではじめて大学や学会などで評価されるという現実もあります。しかし私たち医者は、本来、患者さんに質の高い医療を提供することが第一義でなくてはなりません。

その点、米国の医者の多くは、専門が呼吸器でも、他の箇所に疾患が見つかれば、あるレベルまではきちんと診断し治療できます。内科は当然のこと、耳鼻科、眼科、皮膚科など幅広い臨床能力の上に専門医の能力がそなわっているのです。

これは、臨床のトレーニング法の違いから生じている差です。米国では、将来の専門分野にかかわらず、幅広い診療科で実習や研修を受ける教育プログラムが組まれており、患者を全人的に診られる医者をつくることが初期の目標になっているのです。

日本でも、こうした医者が今後はもっと求められていくと思います。

［進路選択❷］

医者という仕事には、「学ぶ」という喜びがつねにある

私は、医者という仕事の喜びの1つが「根源的な物事を勉強できる」ことにあると考えています。

それは、受験のときのようにただがむしゃらに詰め込むような勉強ではありません。人体のしくみ、生命現象のしくみなどを知りたいという、人間本来の知識欲や達成欲を満たす勉強です。たとえば筋肉の構造を理解することによって、腹筋運動ではどの筋肉が鍛えられるのか、走り幅跳びの記録を伸ばすためにはどの筋肉を鍛えなくてはならないのか、といったことが、そのメカニズムとともにわかる喜びです。

私自身が勉強の面白さを感じたのは米国留学時代です。ボストンの病院と大学で学んだ3年間は「新しい知識を身につける」喜びに満ちた毎日でした。

そもそも米国では、病院運営も研修制度も日本とまったく異なります。まず、

患者さんの平均在院日数が日本では20日程度であるのに対し、米国では10日足らず。患者さんがすごい勢いで入れ替わっていくので、研修医の担当できる患者数が圧倒的に多いのです。昼と夜の2交代制でしたが、無駄な時間がないようにプログラムが組まれていました。

まず宿直の研修医は、1晩に5、6人の新しい入院患者さんを担当することになり、宿直明けの朝8時には、患者さんの病状をみんなの前でレポートして、それに教授、助教授がコメントを出します。

9時からは指導医とともに病棟回診です。1時間から1時間半かけて患者さんを診ながらディスカッションし、きめ細かい指導を受けます。

また大学院での教育も素晴らしいものでした。公衆衛生学［※］を学んだのですが、教育プログラムが非常に充実していて、毎日新しいことが学べる充足感に満たされた日日だったのです。

聖路加国際病院での研修医時代、日野原先生がご自分の留学体験を「身長が伸びるような気がするほど毎日多くのことを学んだ」とおっしゃっていましたが、私も米国留学でその気持ちをよく理解できました。

勉強を続けることが、ある意味、医者の人生そのものなのです。

［※］**公衆衛生学**
人の集団を対象にして疾病を予防し、心身の健康維持を図ることを目的とした応用医学の1分野のこと。

5章

医療の問題

⑨医者は、時代や社会に大きな影響を受ける

医療は、つねにその時代背景や社会の共通認識に大きな影響を受けます。その典型例が、「医療事故」であり、「医療制度」です。実は、ほんの20年ほど前、日本では医療事故が社会問題としてほとんど認識されていませんでした。おそらく、医療事故自体は起こっていたと思いますが、今日のように大々的に報道されることはなく、また医療者側もなんとなくし方がないといった気分でした。それが、「点滴ミスによって患者が死亡した事件を病院側が隠していた」などの事件が報道され、医療現場での事故の実態が徐々に明らかにされ、医療訴訟も増えると、社会の認識が変わってきました。しかしそうした認識が行き過ぎると、今度は、「過剰な人権意識を持った患者が増える」「医者が医療訴訟に怯える」「医者と患者の信頼関係が構築できない」という難しい状況になってきます。

医療制度の問題も深刻で、医療費の減額が続き、病院経営は悪化し、その影響は「勤務医の過酷な労働」「医者不足」「病院の救急医療や産科の取り止め」などに出ています。日本の医療は、いま大きな端境期を迎えているのです。

では、もう少し具体的に「医療事故」と「医療制度」について、みてみましょう。

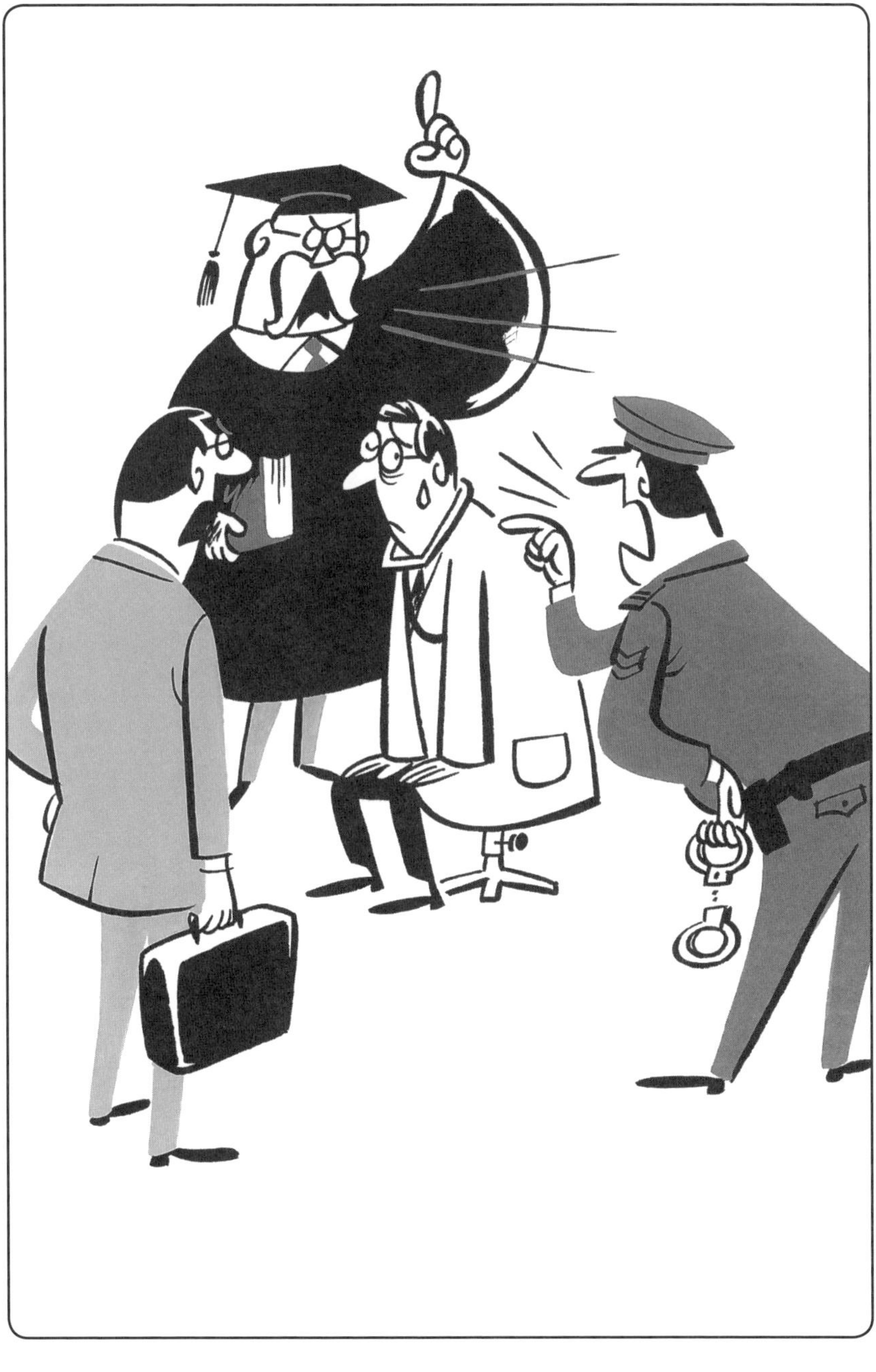

［医療事故］

医療事故とは医療者の行う医療行為によって患者が傷つけられた出来事のことであり、「医療者の過失によらない事故」と「医療者の過失による事故」の2つに分けられます。

前者は、今まで患者自身使ったことのない薬を初めて飲んだら強いアレルギー反応が起こった、といった不可抗力のために起こるものです。後者は「医療過誤」や「医療ミス」と呼ばれ、医療スタッフの人為的なミスが原因で起こります。

医療ミスはさらに「判断のミス」と「技術的ミス」に分けられます。

一般に医療過誤で問題になるのは、「患者の取り違え」「患部の間違い」「薬剤の種類の間違い」「薬剤の量の間違い」「手術のミス」「器具機材の不適切な使用」などで、現在、もっともミスの件数として多いのは、薬剤の量の間違い、薬剤の種類の間違いです。

有名な医療過誤の事例には、「手術を待っていた患者を取り違えて、心臓の手術を受けるべき患者に肺の手術、肺の手術を受けるべき患者に心臓の手術を行った」「看護師がヘパリン入り生理食塩水と間違えて消毒薬を点滴した」「抗癌剤を10倍量投与した」などがあります。

医療過誤の原因は、「医学知識の不足」「経験不足」「不注意」などであり、そこでつねに問題となるのは、病院による「医療事故を隠蔽する体質」です。

一方で、不可抗力と考えられる事故にもかかわらず訴えられるケースもあり、医療事故は現在、医者と患者の信頼関係に大きな波紋を投げかける大きな問題となっているのです。

医療事故では、医療者の過失による事故が問題になる

医療訴訟が認められる率

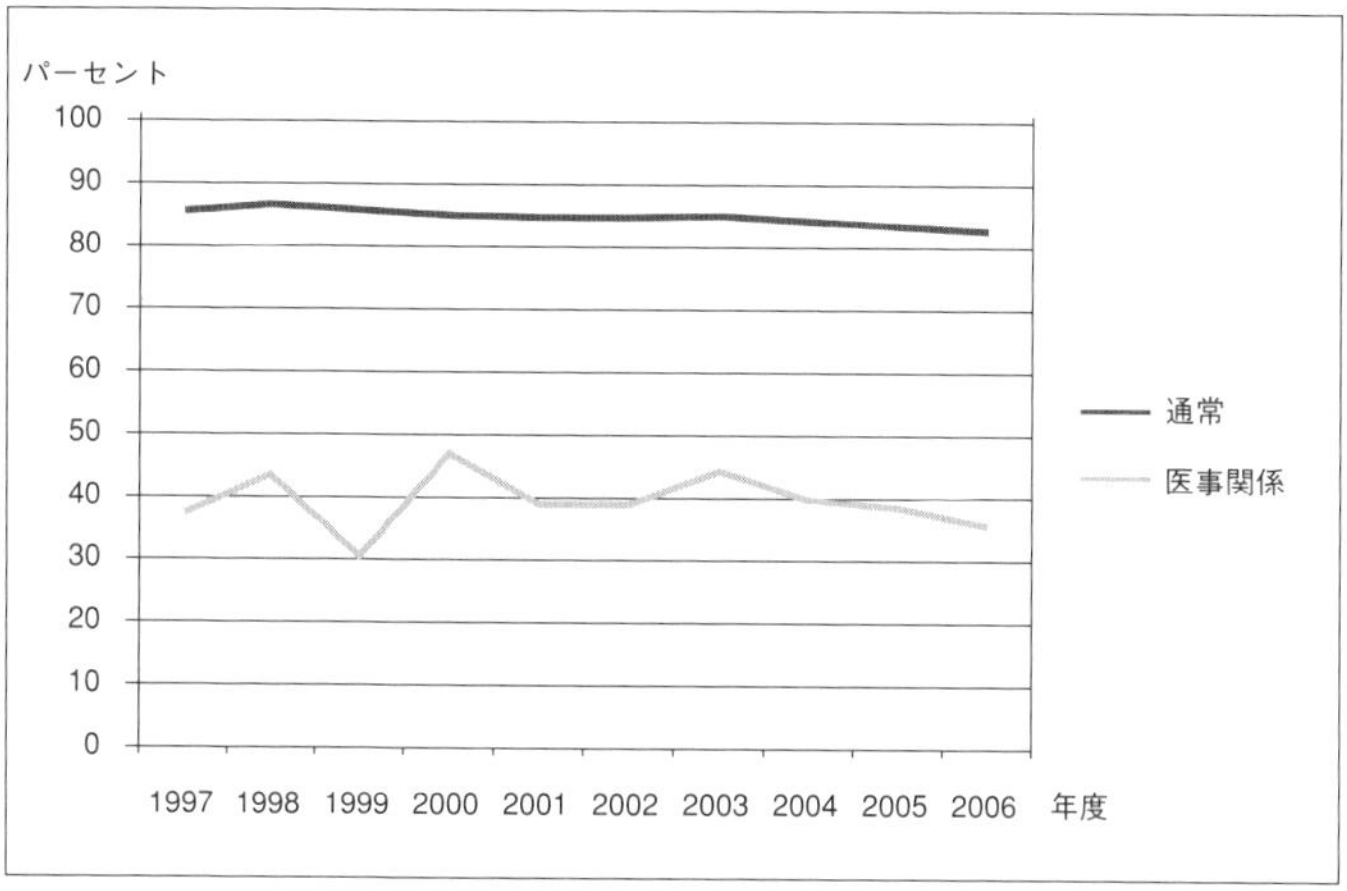

医療訴訟件数

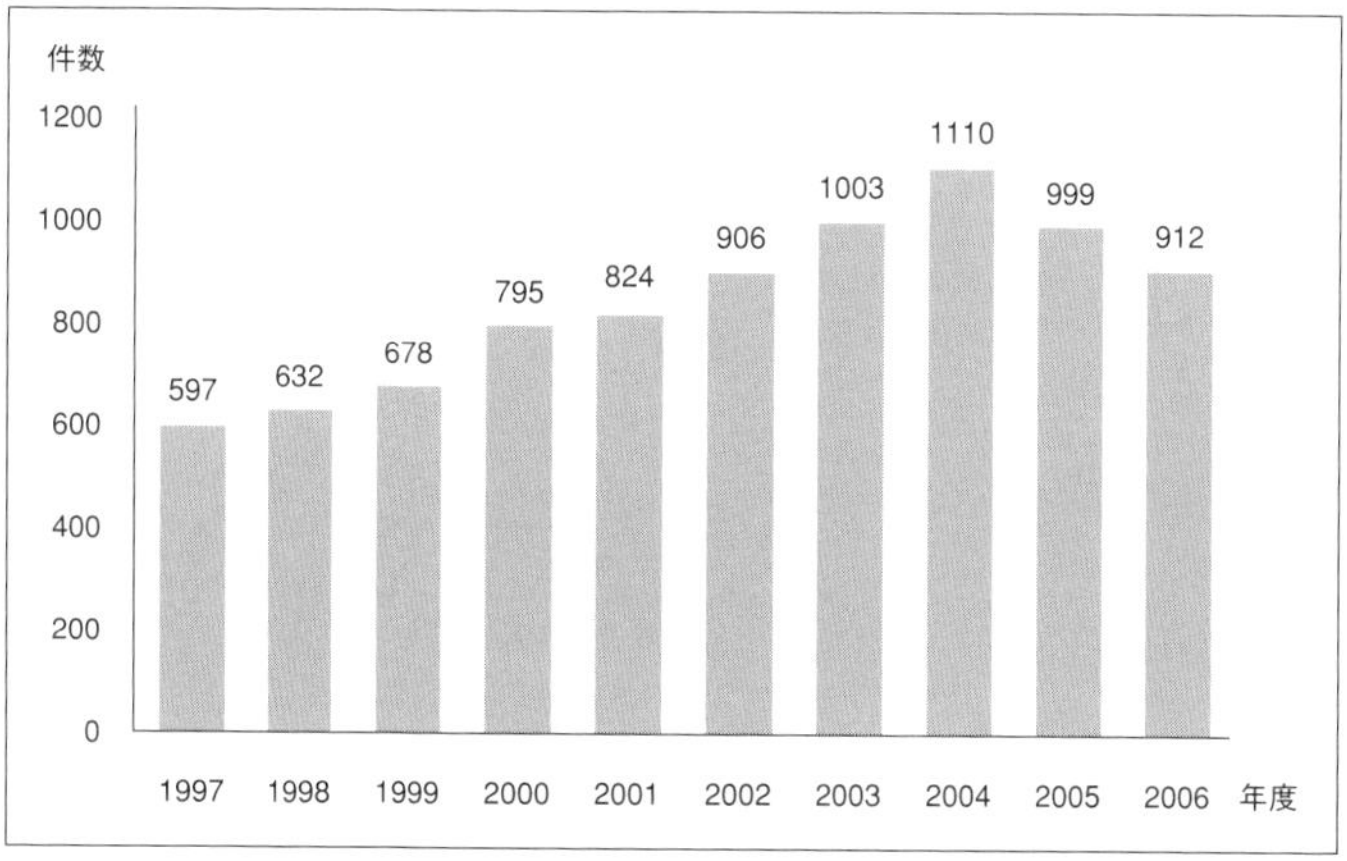

医療訴訟は、「患者に生じた死亡・後遺障害などの結果」と「その患者に対する不適切な医療行為」との因果関係を主な争点とした民事訴訟のことです。医療過誤訴訟とも呼ばれます。

[医療事故❶]

ミスを未然に防ぐには、現場でのしくみ化が必要になる

医療過誤は、病院の責任者である私にとって、非常に大きな問題です。聖路加国際病院でも、専門の対策チームを作り、様々な形で取り組み、関係者への情報共有を行っています。

統計を取ってみてわかるのが、医療過誤の原因の多くがうっかりミスであることです。外国での有名な事例として「看護師が手術で使う酸素と麻酔ガスの配管を間違えて麻酔担当医がそのまま使ったために、患者さんが無酸素状態になって死亡した」という事故があります。これは、酸素と麻酔ガスの配管口の形状を変えることで、現在では同じような事故は絶対に起こらないようになっています。胃に栄養分を流す管と静脈に点滴を流す管の形状が変更されたのも、同様の事故をなくすためです。このように、医療過誤を防ぐためには、ミスが起こらないようにシステム自体を変更してしまうことが大切です。

もう1つの方法は、様々な段階で多くの人がきちんとチェックするしくみを作ることです。たとえば、患者さんの取り違え、患部の誤認、薬の取り違えなどは、複数のスタッフでチェックをしていれば、かなりの部分防げます。医療過誤の第1発見者は看護師であることが多く、医者以外のスタッフがいかに主体的にミスをチェックするかは重要な課題です。

その体制作りには医療スタッフの意識変革も必要になります。すなわち、スタッフは医者の出した指示にただ従うのではなく、自らの判断で、医者のミスを指摘できるようにならなくてはなりません。

このように様々な対策を取ってはいますが、残念ながら、医療過誤をすべてなくすことはできません。特に、医師をはじめとする医療スタッフの疲労や睡眠不足によるミスなどは、個人に焦点を当てた対策だけでは防ぎきれません。疲れていたために集中力が切れ、うっかりミスしてしまい、そのとき誰もフォローできなかったというのは、人為的ミスの部分もありますが、医者の数が圧倒的に少ないという現在の医療制度がより根本的な原因だと私は思っています。

そしてその問題を解決するには、1病院のレベルではなく、医療制度自体の改革が必要となるのです。

［医療事故❷］

100パーセント大丈夫、という医療など存在しない

昨今のマスコミ報道を見ていて残念に思うのは、「医療ミス」という言葉が誤って使われているケースが多いことです。

医療ミスとは、正確には「医療過誤」と呼ばれ、医療スタッフのミスによって起こる医療事故のことです。たとえば、医者がペニシリンを投与したら、患者さんが「ペニシリン・ショック［※］」を起こして亡くなってしまったとします。このような場合、その患者さんが過去にペニシリンを使ってアレルギー反応があったことを事前に確認していなければ医療過誤です。

しかし、もし患者さんがこれまでペニシリンを使ったことがなく、そのことを確認した上でペニシリン投与を行った結果の事故であれば、それは医療ミスではありません。

最近医者の間で大きな話題を呼んだのが、福島県の病院の産婦人科で「担当

［※］ペニシリン・ショック
ペニシリンが引き起こす重篤なアレルギー症状のこと。

医が1人で帝王切開の手術を行ったところ、予想外の疾患が見つかって、それに対処する手術を行ったところ輸血が追いつかず、出血多量で患者さんが亡くなった」という事故です。事故の原因については医者の間でも「希な病気で事前に予想できなかった」「手術の選択は間違っておらず手術自体も失敗とは言えない」と擁護する意見もあれば、「判断のタイミングが遅かった」「設備の整った大病院に送るべきだった」と否定的な意見もあります。意見の是非はともかく、はっきり言えるのは「患者さんの状態やその場の状況を外部の人が後で的確に判断するのは大変難しい」ということです。

にも関わらず、この医療事故では担当医が逮捕されました。多くの地方病院のように、1人体制で孤軍奮闘していた医者が、専門家でも医療ミスかどうかの判断に迷う事故で刑事事件の被告となってしまったのです。

現在多くの医療事故が検証無くして「医療ミス」として報道されています。そうした報道は、医療に対する患者さんの不信感をいたずらにかきたて、医者と患者さんとの関係性構築に悪い影響を及ぼしていると思います。

こうした事態を打開するためには、病院という閉じた世界で専門性の高い医療を行う医者自身もまた、社会に正しい情報を発信する必要があるのです。

［医療制度］

日本の医療制度は現在、「平均寿命」「健康寿命（平均寿命のうち、病気の期間を割り引いて、健康な期間に換算した寿命）」ともに世界のトップレベルにあります。そしてそれを支えているのが「国民皆保険制度」です。これにより、誰もが治療費の一部を負担することで医療を受けられるようになっています。

しかしこの優れた医療制度が現在、崩壊の危機にあると言われています。理由はいくつかあります。まずこの10年間、先進国では日本だけが社会保障費を減額しており、医療費もまた対象となっています。

その影響もあって公立病院、私立病院などの病院経営は悪化し、1000近くあった自治体病院は次々と閉鎖されたり、民間に委譲されたりしています。

経営が悪化した病院が常勤医を減らしたため、少ない人数で業務を回さなくてはならない勤務医は、患者の数にして他の先進国の10倍以上もの患者を1人で診なくてはなりません。1週間の労働時間は40時間が標準の現代に、医者は65時間以上働いている人が3割以上もいるのです。

特に激務なのが、24時間体制で働く産科医です。妊婦がいつ産気づくか分からないため不規則な生活を強いられるという理由で医学生や研修医からも敬遠され、さらに医者不足になるという悪循環を生んでいます。

また、昨今の医療事故の報道をきっかけに、患者が医者を訴えるケースが急増し、重症な患者を診ることの多い勤務医たちは、病院を離れ、もう少し安全で、待遇も良い開業医へと次々とシフトしています。病院は仕方なく、時間外診療や夜間救急外来を止め、救急指定病院を取り下げるところもでてきました。

日本の医療制度は今、大きな課題を抱えているのです。

医療制度では、優れた医療を提供することが求められる

医者と看護師の数の国際比較（OECD諸国、2005年）

（資料）OECD Health Data

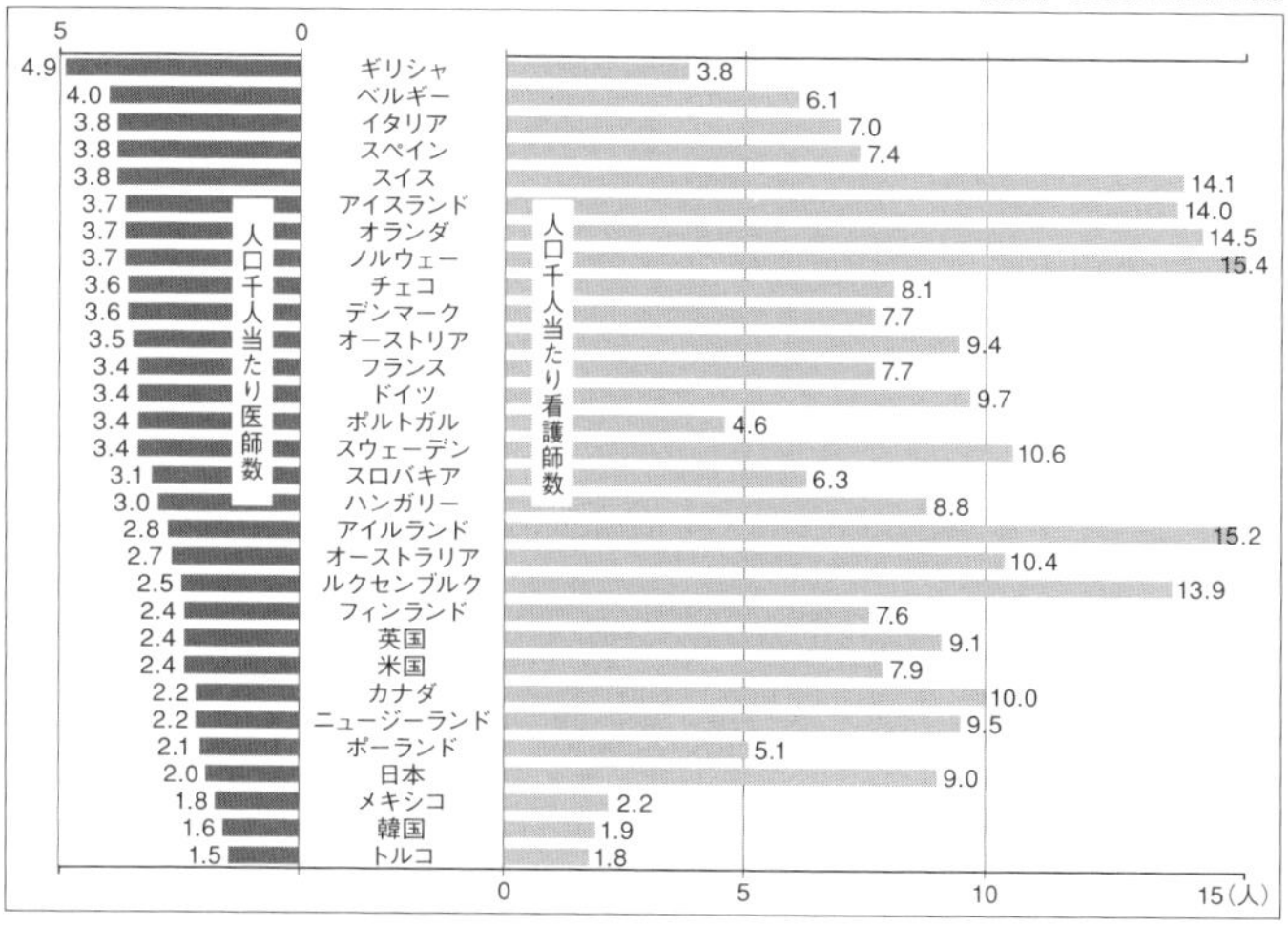

平均寿命世界マップ（192カ国、2002年）

（資料）WHO

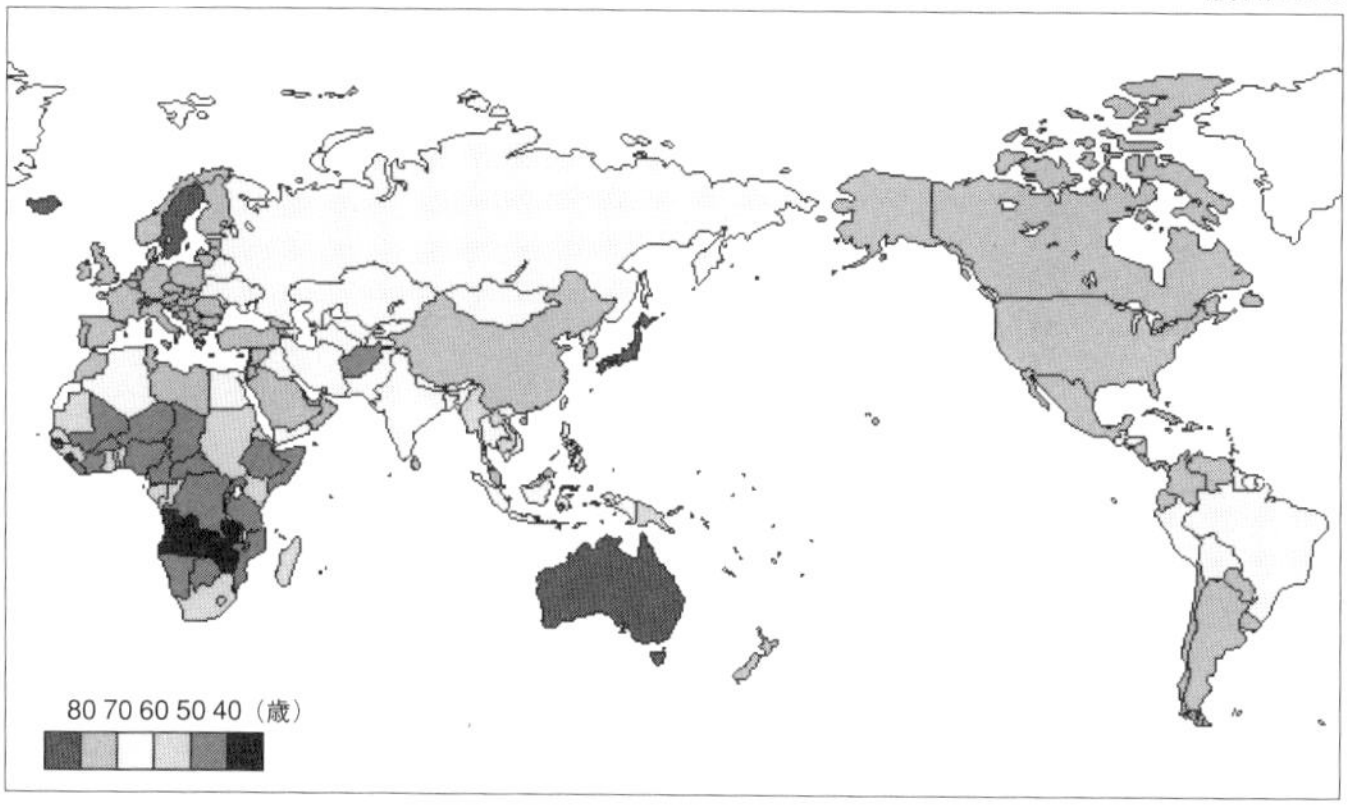

日本の医療が世界のトップレベルにあることは、OECD 加盟30ヵ国中でも最低レベルの医者と看護師の数にもかかわらず、平均寿命・健康寿命ともに非常に高いことからもわかります。

［医療制度❶］

医療資源の有効利用には、社会の「知恵」が求められる

医療のあり方1つで社会が変わると感じたのは、昭和30年代に導入された「国民皆保険」でした。それまでは、かかりたくてもかかれなかった医療に、誰でもかかれるようになり、そのおかげで日本人の寿命は世界一長くなりました。それは、確かにすばらしいことです。

しかし現在、日本の医療は、その弊害に直面しています。医療費が安いのはいいのですが、医療を受けることに対する歯止めが効かなくなっているのです。たとえば、ちょっとしたかぜであれば、養生しておけば身体本来の治癒能力だけで十分回復します。にもかかわらず、大してお金がかからないからと、多くの人は病院に行きます。そうすると本来は重症な患者さんのため費やすべき医療スタッフの時間が、いたずらに使われてしまうのです。

「患者さんの人権意識」も歪み始めています。たとえば、昼間は会社が休めな

いからと病気の子供を放っておいて、夜、病院の救急室に連れてきて、心停止している人が救急車で運び込まれる現場で、「すぐに対応してくれない」と騒ぐ人もいます。医療を提供する側の状況がまったく無視されています。

これに限らず、現在、間違った権利意識を持った患者さんは非常に増えています。最近学校では「モンスター・ペアレンツ」が問題になっているようですが、病院における「モンスター・ペイシェンツ」問題もまた深刻なのです。

医者や看護師などの医療スタッフは、「患者さんは弱い立場にある」と教えられています。だからこそ少々おかしな態度の人にも、感情を抑えて愛想良く対応しているのですが、最近この「感情労働［※］」に疲れ果て、燃え尽きてしまう人が増えています。特に医者は、重症な患者さんが多く、24時間気が休まることのない病院からどんどんいなくなっています。そして勤務医の数が減った分、大学病院や民間病院での仕事はますます過酷になっているのです。

こうした状況を変えていくには、まず国民自らが「医療資源とは有限なものである」ことを理解して、自らの健康は自らで守る意識を持ってもらわなくてはなりません。医療や健康に対する国民の理解を深め、適切な行動をとることが、今求められているのです。

［※］**感情労働**
職業上の理由で、自然な感情を抑えて、見られることを意識した表情と身体表現をすること。

［医療制度❷］

日本の医療は、勤務医たちの犠牲の下に成り立っている

病院にいて感じるのは、ここ10年ほどで、1人の患者さんあたりの診察時間が明らかに増えたことです。

かつて診察と言えば、医療面接と身体診察が主で、せいぜい血液・尿検査やレントゲン写真、心電図検査を行うくらいでした。現在は、内視鏡、カテーテル、超音波、CTなどの高度な検査も当たり前のように行うようになっています。しかも、インフォームド・コンセントの普及により、医者は患者さんへの説明に多くの時間を費やします。

もちろん、検査は病気の予防や見過ごし防止に役立ちますし、患者さんへの説明も必要です。しかし、それを行う現場の医療スタッフの数は限られているのです。1人の患者さんに割く時間が増えれば、そのしわ寄せは医者の労働時間に及びます。つまり、患者さんが来れば来るだけ、医者が身を削って医療を

行うしかないのです。実際、聖路加病院でも、私が院長になったころ、医者の中には夜の10時、11時まで外来で患者さんを診る人もいました。そこで、聖路加では、患者さんの数を制限するという決定をしたのです。

「医療スタッフが足りないのであれば、もっと雇えばいいのに」という考えもあります。しかし、そうすると、日本の医療制度では病院の採算がとれなくなってしまいます。病院もまた、病気ごとに決められた額の収入に基づいて、従業員にも給料を払い、設備投資をしなくてはならないのです。

このような就労環境が続いているにもかかわらず、これまで勤務医は「自分たちの環境改善を強く求めることもなく、そのための組織も存在しない状況でした。しかし最近ようやく、医者が声を揃えて「医療費が安すぎる」と訴え始めました。実際日本の医療費は、GDPに対して7パーセント程度、アメリカの16～7パーセントと比べると非常に低く、OECD［※］加盟国30ヶ国の中でも最低レベルです。また10万人あたりの医者の数もOECD加盟30ヶ国中、ダントツのビリ。東日本の地方病院や、産婦人科、小児科、外科、内科など一部の診療科では、医者不足が特に深刻です。

本当の意味での医療制度の改革は、待ったなしの状況なのです。

［※］OECD
経済協力開発機構の略。現在の加盟国は、イギリス、ドイツ、フランス、イタリア、オランダ、ベルギー、ルクセンブルク、フィンランド、スウェーデン、オーストリア、デンマーク、スペイン、ポルトガル、ギリシャ、アイルランド、チェコ、ハンガリー、ポーランド、スロヴァキア、日本、アメリカ合衆国、カナダ、メキシコ、オーストラリア、ニュー・ジーランド、スイス、ノールウェー、アイスランド、トルコ、韓国。

⑩ 医者は、科学・技術の進歩に影響を受ける

科学の進歩によって、ここ数十年で医療技術は大きく進歩しました。

まず、CT、MRI、内視鏡、超音波などの「検査機器」によって、これまで確認できなかった体の中の「患部」が「見える」ようになり、診断の精度は格段に上がりました。外科技術の進化は、臓器が機能しなくなった患者に対して、健康な臓器を移植することで、新たな治療の道をひらきました。さらに人工臓器の開発により、働かなくなった臓器と交換することも可能になりつつあります。

一方で、こうした技術による弊害も起こっています。

まず、医者が検査に頼りすぎるため、自らの五感を使った診察能力が劣ってきました。また、臓器移植や再生医療、遺伝子治療などは、医療だけでなく、生命倫理や社会通念においても大きな問題であり、「人に生命を操作する権利があるのか」「何をもって死と判定するのか」などの論争を引き起こしています。さらに医者の仕事の専門分化が進み過ぎた結果、患者を全人的に診られる医者が圧倒的に不足するという事態にも陥っています。

では、もう少し具体的に「臓器移植」と「総合医療」について、みてみましょう。

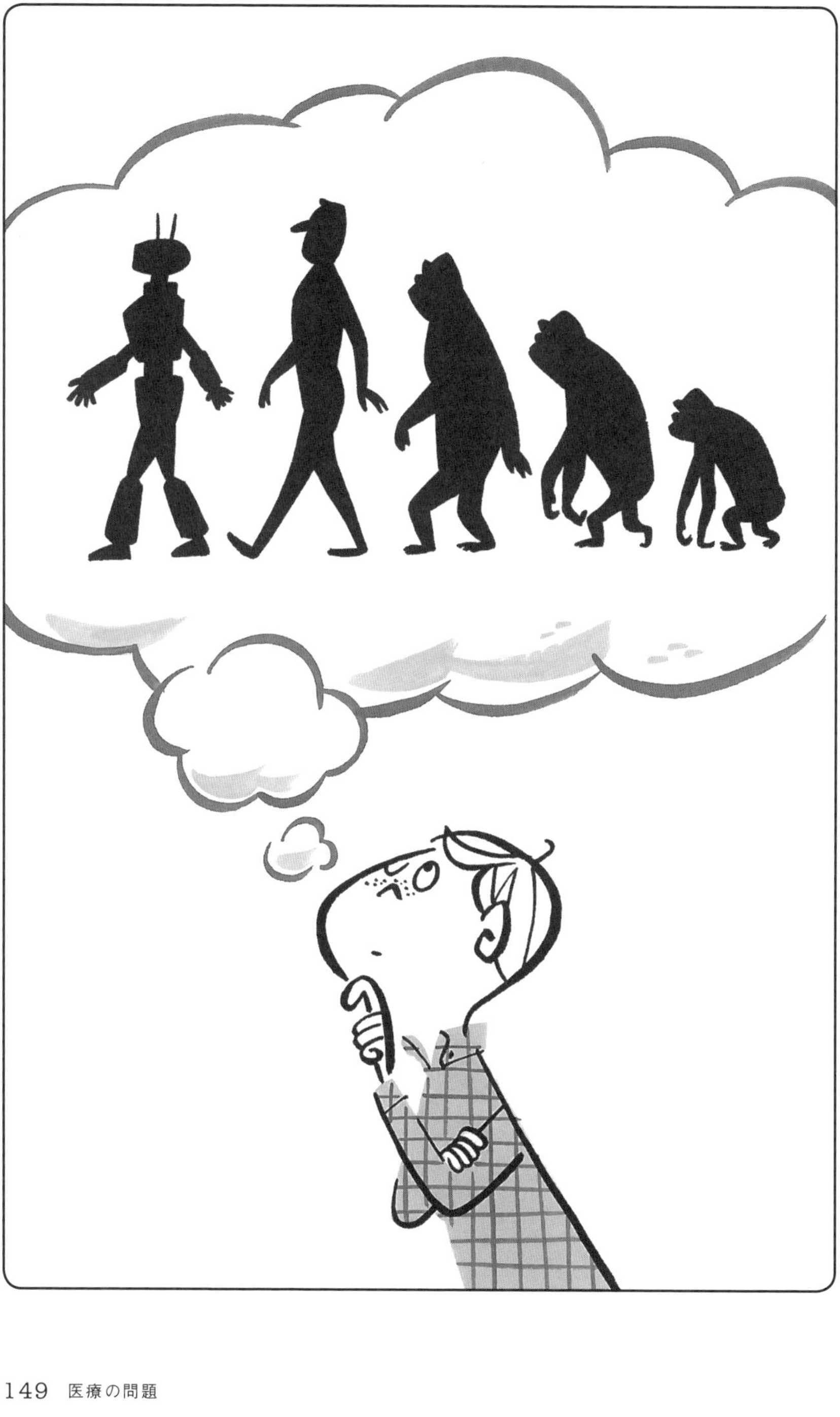

臓器移植

ここ数十年の科学の進歩によって可能となった医療の1つに「臓器移植」があります。臓器移植とは、病気にかかって機能が果たせなくなった臓器を、別の人の体からもらって取り替えることです。臓器移植には、生きている人から臓器をもらう「生体移植」と、脳死した人や亡くなったから臓器をもらう「死体移植」があります。

臓器移植は、数多くある臓器の中のたった1つが働かなくなったために死ななければならない状態の患者さんに生きる道を提供した、という意味で画期的な治療法です。一方で臓器移植は、社会の共通認識と協力なしには成り立たない医療であり、その実施には様々な問題が絡んできます。そのため、移植自体の是非を問う「移植治療の視点」、提供基準の是非を問う「臓器提供者の視点」、配分基準の是非を問う「臓器配分の視点」などから反対する人もいます。移植治療の視点では「移植は自然に反する医療である」「移植は他人の死を待つ医療である」などが問題視され、臓器提供者の視点では「脳死臓器移植は脳死者の人権を侵害する」「臓器移植は人身売買などの犯罪に結びつく」などが問題視され、また、臓器配分の視点では「(多額の費用が必要な)臓器移植は本質的に不公平な医療である」「臓器を提供される側の選び方が不公平である」などが問題視されています。

移植治療の実施にあたって特に問題視されるのが、臓器提供者の「脳死」の問題です。人の「死」の判断基準を、医学のみならず法律面からも考える必要があるからです。

このように科学技術の進歩によって、医療は新たな課題を抱えることになったのです。

臓器移植では、移植治療・提供者・配分が問題になる

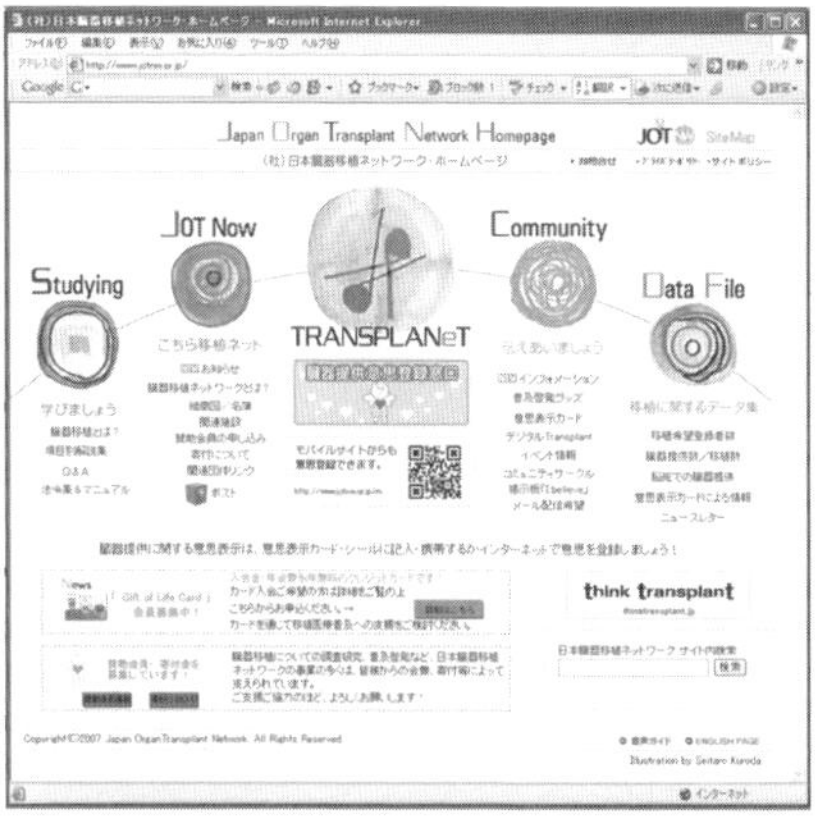

(社)日本臓器移植ネットワーク

日本臓器移植ネットワークは、臓器を提供してもよい人(ドナー)と臓器を提供してもらいたい人(レシピエント)とを結びつけることによって、最善の形で臓器提供がなされるようにサポートする組織です。

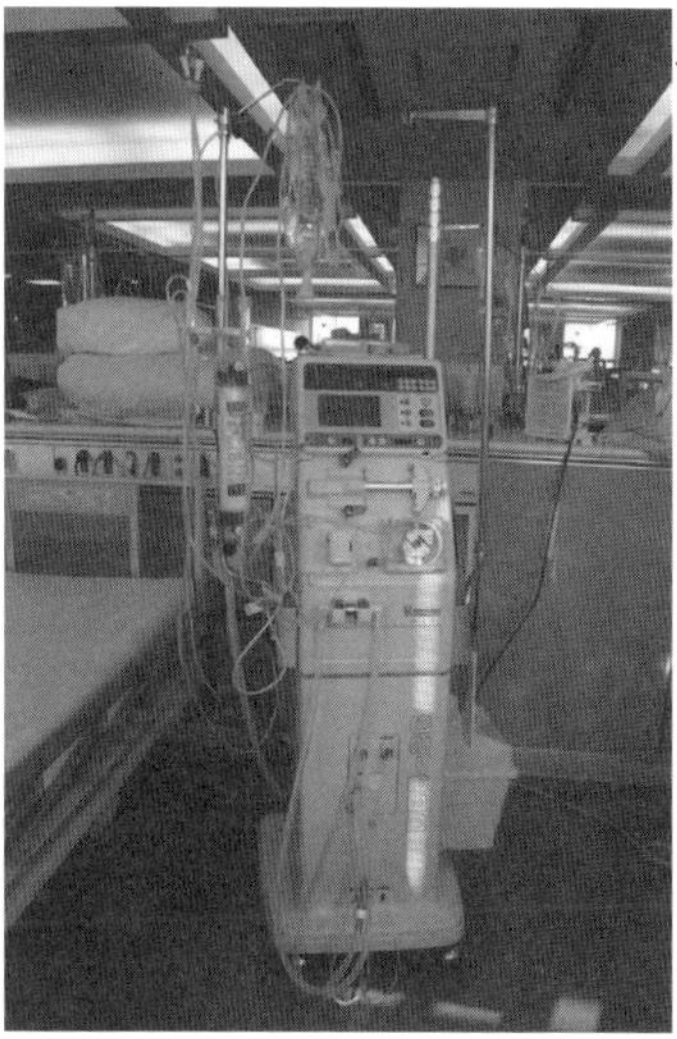

人口透析器

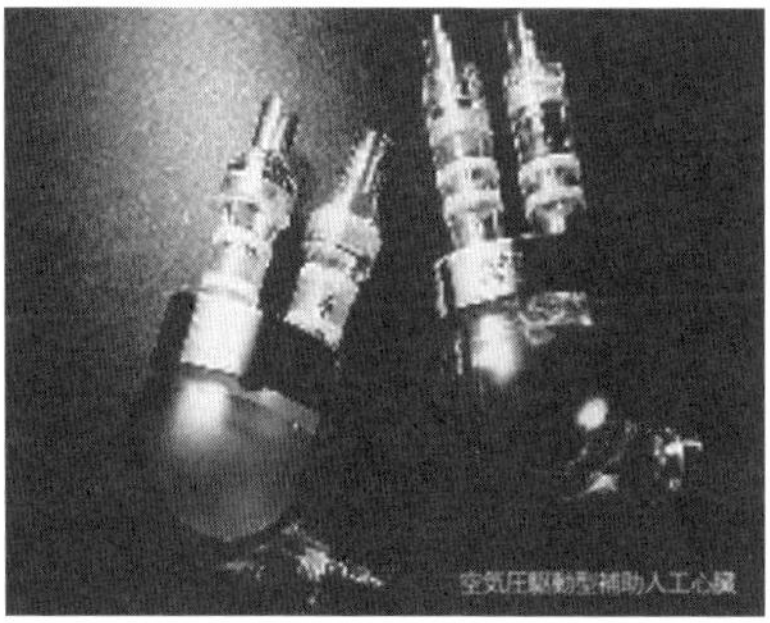

人工心臓

［臓器移植❶］

医療とは、社会の共通認識の下で行うべきものである

臓器移植とは、医者に「医療倫理」の問題を突きつけます。

昨年、愛媛県のある病院で、腎不全の患者さんに病気の腎臓を移植していたという事件が明らかになりました。そもそも腎臓は、血液中に含まれる老廃物や余分な水分を濾過する役割を果たしているため、腎臓の機能がなくなると、こうした老廃物が濾過されず体内に残ってしまい、尿毒症などを引き起こし死に至ります。そのため、腎不全の患者さんは、「人工透析」をすることで老廃物を除去したり、余分な水分を除去したりします。週3回、1回4時間の透析を行っている患者さんの多くは腎移植を望んでいます。腎移植が成功すると人工透析をする必要がなくなるからです。しかし腎臓の提供者（ドナー）は極めて少なく、ほとんどの患者さんは移植を受けられません。

愛媛県の事件にはこのような背景があり、移植を実施した医者は、「何とか

患者さんを救いたい」という想いから病気の腎臓を移植したのだと思います。

医者の1人として、私も、彼の想いには共感できますが、やったこと自体は明らかに間違っていると思います。

理由は色々ありますが、何よりもまず「病気の腎臓を移植する」という治療が腎不全の患者さんに有効であることが立証されていないからです。治療とは、様々な臨床研究の結果、効果があり、副作用が許容範囲内であることを確かめられてから行うべきものです。医者と言えども、「理論的に考えて正しい」と自分が思ったからといって、明らかな根拠のない治療法を目の前の患者さんに施すことは許されないのです。

たしかに医療の考え方自体は、時代とともに変わってきます。たとえば、普通に使われていた薬が、ちゃんとした研究で副作用が強かったり、かえって患者さんの死亡率を高めることがわかって、使い方がまったく変わってしまうこともあります。しかし、この場合にも、まずは科学的にも倫理的にも問題のない臨床研究の形で、その安全性を確かめています。

医者とは、社会の共通認識の下で医療を行う存在なのです。

［臓器移植❷］

人工臓器と再生医療で、臓器移植の考え方は変わる

人は、心臓、肺、肝臓、腎臓などの臓器がきちんと動いていないと生命の危機に直面します。

そのため、これらの臓器がうまく動かなくなると（臓器不全）、何らかの代替手段を必要とします。そこで行われるのが臓器移植なのですが、日本では臓器の提供者（ドナー）が少なく、倫理上の問題も多く、欧米のようには実施されていません。

私が京都大学在職中、同大学では頻繁に「生体肝移植手術［※］」が行われていましたが、その折には倫理委員会が組織され、本当にやる必要があるのかを厳密にチェックした上で、臓器の提供者に対しては3人が別々にインフォームド・コンセントをとっていました。臓器移植とは、慎重に慎重を期したうえで行うべき治療なのです。

［※］生体肝移植手術
健康な人から肝臓の一部を取り出し、臓器を受け取る患者さんに移植する治療法のこと。

現在、このように問題の多い臓器移植に替わって、「人工臓器」や「再生臓器」に注目が集まっています。

人工臓器とは一般に人の臓器と同様の機能を果たす装置のことです。工学技術を用いた「人工臓器」のうち、「体外補助人工心臓」はすでに臨床で用いられています。今後質の高い「体内人工心臓」が開発されれば、患者さんの体に植え込まれるようになるでしょう。

一方で、現時点では残念ながら、腎臓や肝臓などの代謝系臓器はその機能が複雑であるために、人工腎臓や人工肝臓を臨床レベルで実用化することはまだまだ難しいようです。

再生医学とは、損傷や機能不全を起こした臓器を薬や人工素材、遺伝子操作などを用いて、機能を取り戻す医療のことです。この分野の研究は現在活発に進められており、医者は分子生物学の研究者や材料工学の研究者などと共同で新たな治療法を開発しています。

このように科学技術の発展により、今後は、医者にも他の領域の研究者と共同で新たな治療法の開発を行う機会がさらに増えていくことになるでしょう。

［総合医療］

「総合診療」とは「人が日々の暮らしの中で直面するさまざまな健康上の問題を患者の視点で解決する」という考え方です。総合診療を実践する医者は「総合医」と呼ばれ、小児科医、産婦人科医、外科医などの性・年齢・病気の種類などで分けられる特定グループの患者しか診ない「専門医」と区別されます。

かつて医者は皆、総合医としての仕事を行っていました。しかし近年、急速な科学技術の発展に伴って医療分野でも様々な新しい診断や治療が開発され、医者もまた「専門分化」して「高度医療」の追求に邁進してきました。ところが、多種多様な身体・精神の問題を抱える患者が訪れる医療の現場では、専門性の追求だけでは効率的に対処することはできません。「患者がどこの診療科にかかっていいかわからない」「複数の病気を抱える患者が診療科をたらい回しになる」などの問題が頻発し、もう一度、医療の原点に戻って、患者を全人的に診ようとする視点から60年代に米国で生まれたのが「プライマリ・ケア（総合診療）」の考え方です。日本でも、76年に「天理よろず相談所病院」、81年に「川崎医科大学」、86年に「佐賀医科大学」に総合診療部が設立され、90年代には多くの大学や研修病院に設立されました。

家庭医療、一般内科などとも呼ばれる総合診療では、「臓器による選択をせずに人全体を診る」「患者の精神面・心理面、社会面に配慮する」「患者の生涯に渡って継続的な医療を行う」「治療医学だけでなく予防医学を重視する」などの視点を持って治療にあたります。そのため、診療対象は、従来の専門医で言えば、内科、外科、小児科、耳鼻科、皮膚科、精神科などの一部を合わせた広範囲に及びます。

総合診療では、患者を全人的に診ることが求められる

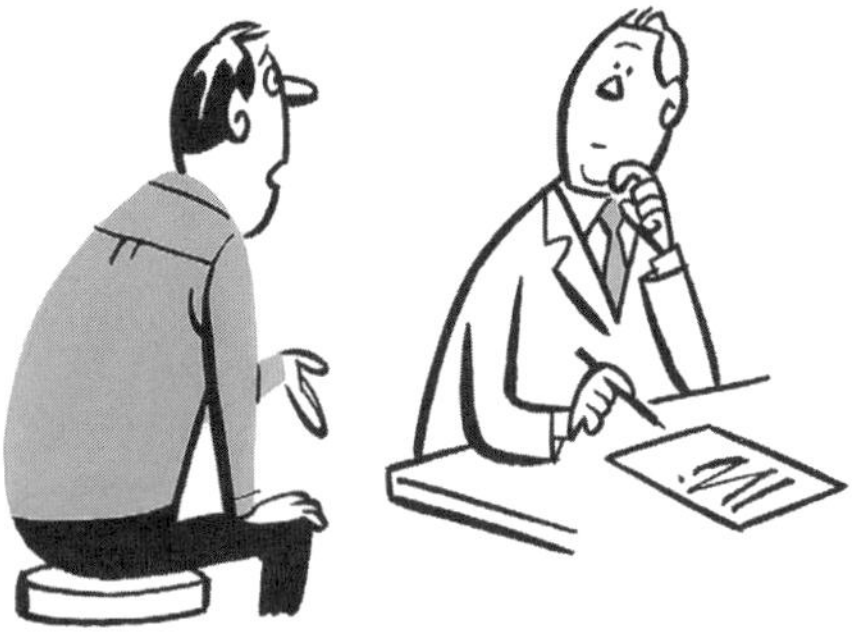

総合医は、簡単な病気については自らが診療し、難しい病気については専門の医者に任せます。

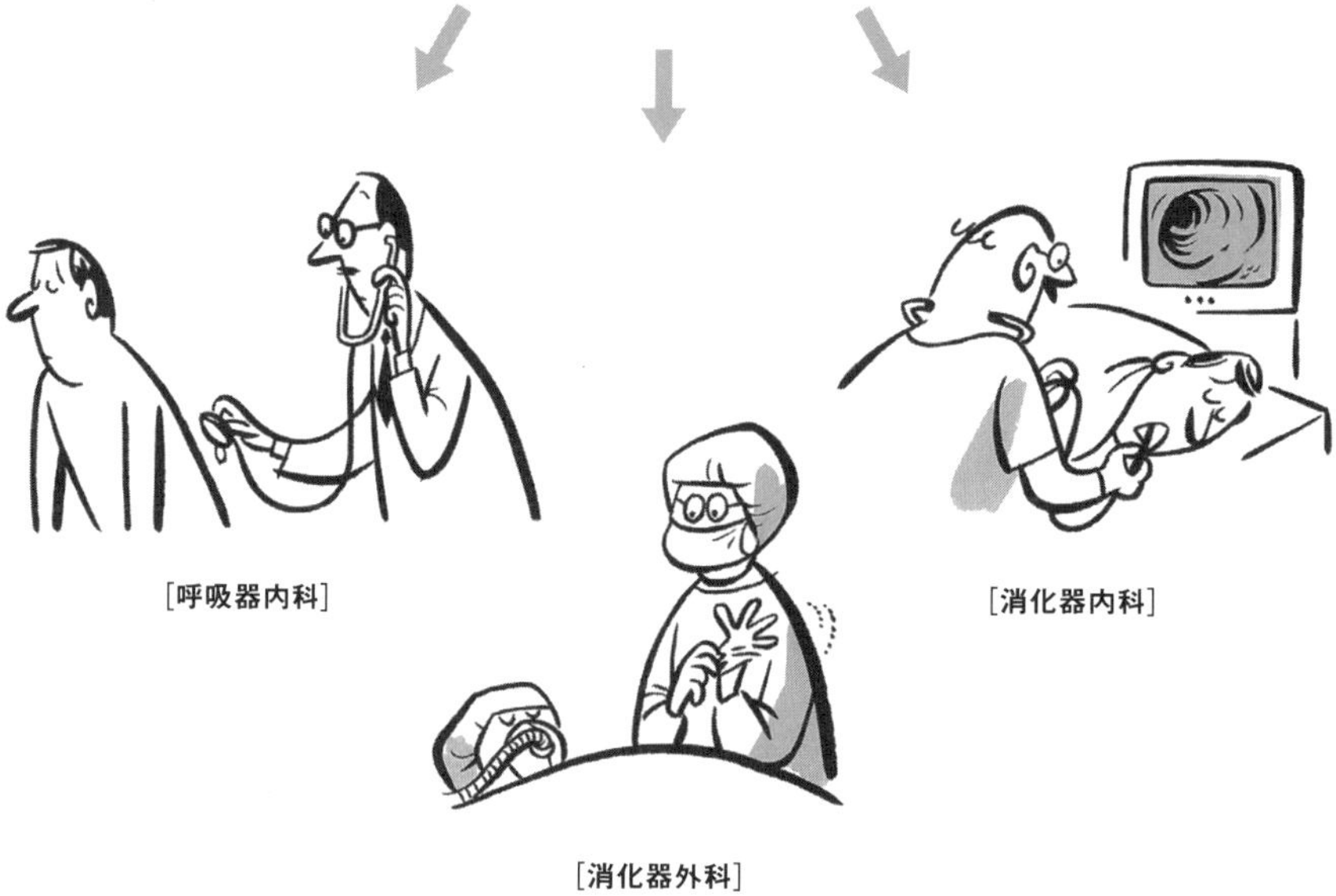

［総合医療❶］

そもそも昔は、身体の一部だけ診る医者などいなかった

科学技術の進歩とともに、医学・医療と科学との距離は縮まり、様々な検査法、治療法が発達しました。

それは確かに素晴らしいことですが、一方で医療の専門分化が進み、医者は、患者さんの全体ではなく身体の一部を診るようになってしまいました。そもそも昔は、わざわざ「総合診療」などという言葉は使わなくても、医者は患者さんのすべてを診ていたものです。患者さんの身体を診て、心の状態を診て、場合によっては家族や仕事の状況まで把握するのが当たり前だったのです。

それが、CT、MRI、カテーテル、内視鏡など様々な検査機器の発達で臓器や器官に対する専門知識や治療技術が増えるにつれて、医者の仕事が臓器や器官ごとに分化されてしまったのです。そして多くの医者は「心臓は診るが、他はどうでもいい」「自分は目を診るけど、腹痛の診断はできない」「身体は診

るが、心のケアはしない」ようになってしまったのです。

しかし現場の患者さんにはそれでは対応できません。たとえば、60歳以上の人には、10個くらいの病気を抱えている患者さんも稀ではありません。そこで10個の病気をすべて別々の医者が診るのはあまりに非効率ですし、どういう順番で治していくべきかの判断をする人もいません。

そこでいま、基本的な病気であればほとんどのものを1人で診られる総合医に注目が集まっているのです。

総合医は、基本的な病気を診ることはもちろん、病気の予防や複数の病気など、その人の健康を広い視野で全人的に診ます。そして自らの手に余る重症な病気、稀な病気は、専門医に引き継いでもらいます。

こうした総合診療の重要性は、残念ながら、大学病院ではまだあまり理解されていません。

総合診療に興味を持っている医者は増えてはいますがまだまだ少数で、具体的なノウハウの積み上げも十分ではないからです。しかし、厚生労働省も日本医師会も総合診療を重視する方針を打ち出しており、今後ますます重要になっていくことは間違いないでしょう。

［総合医療❷］

総合医にも専門医にも、それぞれ果たすべき役割がある

総合医と言っても、別段、専門医の仕事と大きく変わるわけではありません。ただし、診療する上でのプロセスは微妙に違います。

たとえば、「胸が痛い」と訴える患者さんが呼吸器科にやってくれば、その専門医はまず呼吸器に異常がないかを調べます。自分が専門とする病気については、深い知識と経験、技術があり、そこでのミスは許されないからです。一方、総合医は「胸が痛い」原因を、年齢・性別・症状の特徴などから客観的に考えて、最も可能性が高い病気について、その有無を診察や検査でチェックして、診断に至ります。

このようなアプローチの違いは、両者が何十人、何百人の患者さんを診ると、明らかな差として現れます。一般に総合医の方が、診察時間、検査項目ともに少なくてすむのです。

別段、総合医の方が専門医よりも優れている、と言っているわけではありません。それぞれ、役割が違うのです。総合医は様々な一般的な病気を診る能力に長けていて、専門医は自分の専門で重症な病気や稀な病気を診断、治療することができます。総合医に必要なのは、様々な病気についての幅広い知識であり、専門医に必要なのは、自分の専門領域についての深い知識と技術です。

また総合医には、患者さんと全人的に接するための円滑なコミュニケーション能力が必要であり、「病気」だけでなく「人」に対する興味が必須となります。一方、専門医には、1つのことを突き詰めて考え、徹底的に診断・治療するとともに、研究し、論文などの形で成果をまとめて人に伝えていく能力も求められます。

つまり、総合医と専門医とは自転車の両輪のようなものであり、どちらも欠かせない存在なのです。私は、米国への留学中に総合診療の重要性を知り、佐賀医科大学と京都大学で総合診療部を立ち上げました。

残念ながら、総合診療はまだまだ日本に根付いたとは言えない状況ですが、これから高齢化社会を迎える日本において、その必要性はさらに高まっていくものと確信しています。

おわりに

最後に少し、病院長の仕事を紹介しましょう。

私は通常、7時前に病院に入ります。院長室でたまっているメールをざっとチェックしたら、7時半からは医療スタッフとの会議です。診療業務が9時からスタートするので、医師と看護師が関わる会議はできるだけ9時までには終わるように設定しています。たとえば月曜日であれば、7時半から9時まで、毎週、看護部長を含む副院長4人、コメディカル部長、薬剤部長、事業管理部長、財団局長などとともに幹部会を開いて、病院の重要事項について話し合います。

9時からは、ベッドコントロールの会議です。様々な診療科が存在する病院では、放っておくと、消化器内科は30床のベッド、整形外科は40床のベッドなどと、診療科ごとに独立にベッドを管理するようになってしまいます。しかしこれでは、患者さんが入院できない診療科がある一方で、診療科によってはベッドが空いている状況が起こってしまいます。そこで私が院長になってからは、病院のベッドを有効利用できるように、診療科ごとにどの病棟のベッドを使うかは原則的には決めていても、入院患者が少なければ、他の診療科の患者を受け入れるような形にしました。副看護部長、診療科の医長や部長、医事課の課長、内科系病棟の責任者であるチーフレジデントなど、関係者10人くらいから、毎朝、ベッドの利用状況の報告を受け、ベッドの有効利用について相談するのです。これにより、今まで「○○科の患者さんしか診ない」と言っていた病棟が他の診療科の患者さんも診るようになり、無駄に空いているベッドも少なくなりました。

その後は30分ほどかけて、患者さんから寄せられるクレームに対応します。クレームの数自体は1日平均、3、4件程度ですが、相談窓口の担当者、法務担当者、警視庁出身の参与、患者サービス担当の副看護部長など、10人くらいで対応策を話し合います。たとえば、1回採血を失敗しただけで「業務上過失傷害だから院長を出せ」と言ってきた患者さんがいれば、その対応策について話し合うわけです。

臨床研究についてのミーティングも入ります。臨床研究とは、病気の予防法、診断方法、治療方法の改善と、病気の原因を理解することで、患者さんの生活の質の向上を目的とする研究分野です。米国がこの分野の研究で素晴らしい成果を上げているのに対し、日本では最近までほとんど研究が行われてきませんでした。そこで、聖路加国際病院に、臨床実践研究推進センターという臨床研究を行う部門を立ち上げました。現在、ここには、日本人の医者が3人、日本人の教育工学の専門家が1人、アメリカ人の医者が1人、ドイツ人の物理学者が1人、働いています。

臨床研究として最近病院内で行っている研究の一つに、「転倒転落研究会」という研究グループによるものがあります。転倒と言うと軽く考えがちですが、高齢の患者さんが転倒すると、脚の付け根の股関節の骨を骨折し、人工股関節を入れても、すぐには歩けないため寝たきり状態になり、筋肉がやせ衰え、次第に身体が弱って、最悪の場合には亡くなってしまうのです。転倒転落は、世界中の病院で大問題になっているのですが、病院での転倒事故のデータを解析したところ、半分以上の事故は、夜間、数メートルしかないベッドとトイレとを往復する間に起こることがわかりました。そこで、病室を工事して、ベッドとトイレの間に手すりをつけたところ、事故は激減したのです。

日中は、だいたい15分から30分ごとに病院内外の人との面談が続きます。相談内容は、物品や器具の購入、診療現場での問題、人員増加の要請、院内施設に関する要望、次年度の予算、など色々です。院外からもいろいろな人がやってきます。たとえば、この間は東京都の職員の方がみえて「新型インフルエンザが日本で流行したら、聖路加国際病院で患者さんを診てほしい」という相談を受けました。

以上のような管理業務だけでなく、診療関連の業務もあります。研修医を対象にした教育回診に加えて、毎週月曜日に開かれる内科グランドカンファランスと呼ばれる勉強会では、ある一人の患者さんについて、症状の経緯、検査の分析、診断の結果、文献の調査などを皆で話し合います。時に、診断が難しい病気の患者さんについては、意見を述べることもあります。また知り合いの患者さんや病院に関係する人が入院しているときには必ず病室を訪れるようにしています。

院内のカンファレンスとは別に、夕方6時以降、2階のホールに外部から講師を招いて内部向けの講演会も頻繁に開催されています。講演テーマは、新しい病気の話、治療手技の話、ホテルの支配人によるコミュニケーションの話、弁護士による医療訴訟の話など様々です。

週の半分くらいは外部の会議にも出席します。厚生労働省や文部科学省の委員会、東京都の委員会、医学の専門学会の委員会、日本医師会の委員会などいろいろです。夕方から出席して、そのまま夜まで会議が続き、一日の業務が終了です。

さて現在、病院長としてもっとも大きな課題だと思っているのは、コミュニケーションの問題です。聖路加にはいま、約1450人のスタッフがいるのですが、病院の新しい方針などの情報を全員にきちんと伝えるのが思っていた以上に難しいのです。毎月1回、第1水曜日には病院管理協議会という会議を行って、副医長以上の医者、課長以上の事務スタッフ、マネージャー以上のコメディカルスタッフ全員で、職種をまたいで会議を行っているのですが、なかなかうまくいきません。

100人規模の病院であれば、朝礼で伝えるという手段も取れるでしょうが、1000人を超える大病院では、一度に全員、直接話しかけるのは不可能です。病院の方針などの重要な事項も、下に行けば行くほど伝わっていません。

病院のスタッフは基本的に、患者さんに対応したり、検査機器を扱ったりしているので、コンピュータ端末の前で座る時間が少なく、インターネットなどの手段にも限界があります。

それでも看護師はまだ組織がしっかりしているので伝わるのですが、管理されるのを嫌がり自分の裁量で自由に仕事ができる一国一城の主のような医者には、なかなか伝わりません。そのため、3ヶ月あるいは半年も前に伝えたつもりのことがまったく伝わっていないということもあり、本当に困っています。

また、医療スタッフをどのように育てていくかという問題にも常に頭を悩ませています。

現在、聖路加でも、多くの医者、特に若い医者は長時間勤務をしています。しかし、もっと効率よく経験を積み、知識を習得し、技術を身に付ける方法があるのではないかと思っています。たとえば、勉強会のあり方です。それぞれの診療科ごとに週に何回もいろんな形での勉強会が行われていますが、その回数が多すぎるのかもしれません。毎日多数行われているカンファランスでは、いろいろな分野の専門医が入れ替わり立ち代り講義をするのですが、大人は受動的に聞いたものは5から10パーセント程度しか頭に残らないと言われていて、残念ながらこのやり方ではあまり頭に残らないのです。

聖路加の医者は、勉強好きで教育好きなのでついついそうしたカンファレンスが必要以上に行われてしまう。勉強会の資料だけ渡して「明日までに読んでレポートにまとめてくるように」と言ったり、「受け持ち患者さんにこういう問題があるから明日までに解決法を考えてくるように」と言ったりして、自学自習に変えたほうがいいと思っています。ですが、昔から引き継いでいる文化を変えるのはなかなか難しい。ただでさえ病院の勤務医は働き過ぎなので、頭に残らない講義を聞いて勉強した気になるよりは、夜早く家に帰って十分睡眠を取ったほうがいいはずです。

病院内で起こったトラブルを解決するのも病院長の仕事です。病院では、診療上のトラブルや患者さんとのトラブルなど、様々な問題が発生します。そんなときに、状況に応じてトラブルを引き受けることで、スタッフに安心して働いてもらう必要があります。特に病院側に問題があった場合には、患者さんや家族にはっきりと謝罪することも重要な仕事です。実際、こちら側に落ち度があって、患者さんを怒らせたり、不快な思いをさせたり、傷つけてしまったりしたとき、何回も謝まりに行ったこともあります。そして病院側に落ち度がある場合、誠意を尽くして謝れば、多くの場合、訴訟にはなりません。私が院長になってから、病院が訴えられたことはありません。

医療事故や患者さんとのトラブルを起こしてしまった医療スタッフにも当然、謝るべき点を謝り、改めるべき点を改めてもらわなくてはなりません。しかしそれ以外は、病院として私が対応すれば、スタッフもストレスを引きずることなく働き続けることが可能になります。逆に、問題の解決をごまかしたり、先延ばしすると、関係医療スタッフがうつ状態になってしまい、一生能力を発揮できないことさえあります。

聖路加は日本の病院の中ではかなり大きな組織で、そこでは多くの人が働いています。そして病院長の仕事とは、ある意味、病院のスタッフ全員が気持ちよく働ける環境を作ることです。

医者も、医療スタッフも、彼ら自身の人生が幸福でないと、きちんとした医療は提供できません。それを保証するが、院長の仕事なのです。

［用語解説］

●診察

「医療面接」「身体診察」などの手段を用いて、患者の身体と病気に関する情報から患者の病気を推測すること。通常は、患者が最初に病院・診療所に来た際に診察室で行われる。診察から入手する情報は、医療面接や問診で訊く「年齢」「職歴」「職場環境」「食習慣」「現在の病気」「過去の病気」、身体診察で調べる「脈拍数」「血圧」「呼吸数」「体温」「表情」「動作の異常」「身体の腫れ」「肺や心臓の音」など多岐にわたる。

●検査

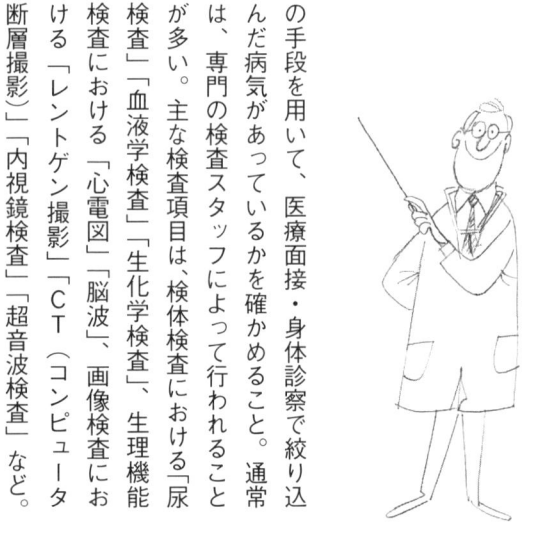

「検体検査」「生理機能検査」「画像検査」などの手段を用いて、医療面接・身体診察で絞り込んだ病気があっているかを確かめること。通常は、専門の検査スタッフによって行われることが多い。主な検査項目は、検体検査における「尿検査」「血液学検査」「生化学検査」、生理機能検査における「心電図」「脳波」、画像検査における「レントゲン撮影」「CT（コンピュータ断層撮影）」「内視鏡検査」「超音波検査」など。

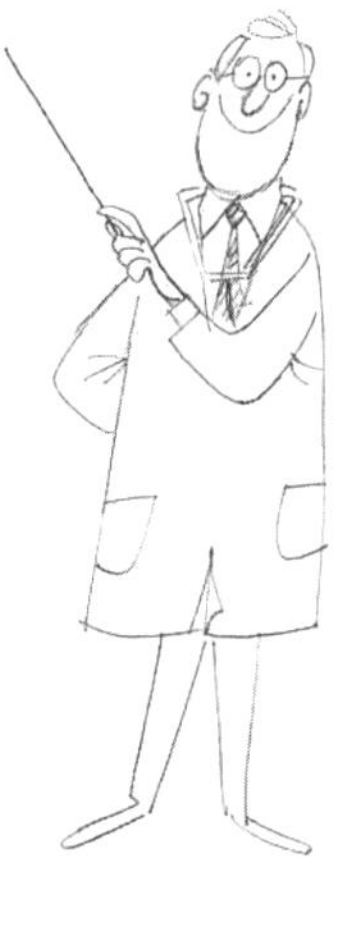

●診断

診察・検査の結果を総合して、患者の病気を特定すること。診断結果は、通常、「病気の重さ」「治療の緊急度」「病気の背景」「病気の原因」

などとともに患者に告げられる。その際医者は、患者にもっとも適していると思われる治療法を、「治療の意味や効果」「治療後の経過予想」「治療費用」などとともに説明する。

●治療

「内科的治療」「外科的治療」などの手段を用いて、患者の病気を治したり、患者の苦痛を除いたりすること。病気の原因を取り除く原因療法と、患者の痛みや熱などを和らげる対処療法という分けることもある。内科的治療には「内服薬」「注射」「輸血」「輸液」「透析」「食事療法」「運動療法」などの手段があり、外科的治療には「外科手術」などの手段がある。医者は、病気の種類や重さ、患者の体質などに応じて、適切な治療法を選択する。

●かぜ

「のどの腫れや痛み」「咳」「鼻水」「鼻づまり」「頭痛」「発熱」など様々な症状を伴う病気の総称。「かぜ症候群」とも呼ばれる。かぜの原因の8、9割がウイルスであるとされており、ほとんどの場合、明確な原因療法は存在しない。対処療法には、「内服薬の服用」「うがい」「十分な栄養と睡眠の摂取」「外出後やトイレ後の手洗い」「マスクの着用」などがある。

●がん

身体の離れた部位に転移して、各所で増大することで生命を脅かす異常細胞の塊ができる病気。悪性腫瘍とも呼ばれる。がんの発生原因は遺伝子の突然変異である。主ながんには「肺がん（肺）」「胃がん（胃）」「肝臓がん（肝臓）」「大腸がん（大腸）」「乳がん（乳房）」「子宮がん（子宮）」「骨肉腫（骨）」「脳腫瘍（脳）」「白血病（血液）」などがあり、その発生源によって分類される。がんの治療法には、「外科手術」「化学療法」「放射線治療」などの原因療法と、対処療法である「緩和療法」がある。

●うつ病

脳内で神経伝達を担う物質（ドーパミン、ノルアドレナリン、セロトニンなど）の機能が低下したために、精神的不調と身体的不調が同時に現れる病気。うつ病の発生原因は、現時点では不明。精神的不調としては「ゆううつな気分」「おっくうな気分」などがあり、身体的不調としては「不眠」「食欲低下」「体重減少」「疲れやすさ」「頭痛」などがある。うつ病の治療法としては、脳内神経伝達物質の機能を向上させる「抗うつ薬」の処方が一般的である。

●生活習慣病

食生活や運動、喫煙、飲酒などの生活習慣が原因でかかる病気の総称。生活習慣病には、虫歯、肥満症、糖尿病、心臓病、脳卒中、心筋梗塞、脳梗塞などが含まれる。

●動脈硬化

動脈の壁が様々な要因で固くなったり、狭くなったり、詰まったりしてしまう病気。ここ数十年の間に日本でもっとも増加した生活習慣病であり、現在日本人の3分の1は直接的あるいは間接的に動脈硬化が原因で亡くなっている。動脈硬化の原因は、「悪玉コレステロール」が増えすぎて血管の壁にたまったことにあるとされる。動脈硬化の予防・治療法には、「動物性脂肪やコレステロール含有量の多い食品の摂取制限」「高カロリー食品の制限」「運動療法による肥満の是正」「喫煙の制限」「ストレスの軽減」

などがある。

●診察室

患者を診察し、検査の指示を出し、検査結果・診断・治療方針を説明し、診断結果や処方箋などを書類に記入する部屋。通常は、内科、外科、小児科など診療科ごとに分けられており、そこでは医者と看護師が働いている。

●検査室

様々な医療器具や医療装置を使って患者の身体内部を映像として映し出したり、患者から採取した尿、血液、細胞などを検査したり、患者の身体で起きている現象を分析する部屋。通常は、血液検査、CT、脳波など検査項目事に分けられており、そこでは専門の検査技師が働いている。

●救急室

交通事故、やけど、重篤な病気などで倒れた患者を運び込んで緊急治療する部屋。命に関わる病気を集中的に治療・看護する「集中治療室」、心臓病患者を集中的に治療・看護する「冠疾患集中治療室」、手術後病棟へ戻るまでの間に経過を観察する「リカバリールーム」などで構成され、そこでは医者と看護師が働いている。

●病棟

入院が必要な患者に対して、24時間体制で看護と治療を提供する専門の棟。入院の目的ごとに、治療と全身管理が必要な患者向けの「一般病棟」、看護や介護が必要な患者向けの「療養病棟」、集中的なリハビリが必要な患者向けの「リハビリ病棟」、肉体的・精神的苦痛除去が必要な主にがん患者向けの「緩和ケア病棟」があり、そこでは医者、看護師、看護助手が働いている。

●ナースステーション

入院患者に24時間体制で看護と治療を提供するために、病棟内に設けられた医療スタッフのワーキングスペース。通常は、看護師のほか、医者、看護助手もナースステーションに詰めている。

●リハビリ施設

病気やけがの結果、身体に障害を持つようになった患者を、社会復帰のための訓練をする施設。リハビリの対象は、基本動作能力、応用動作能力、社会適応能力、音声機能、言語機能、聴覚機能などがある。

●薬局

医者が書いた処方箋を基に、入院患者、外来患者向けに薬を出すところ。「医薬品管理室」「調剤室」「窓口」などで構成され、薬剤師が働いている。

●メディカルソーシャルワーク

患者や患者の家族が抱える医療以外の悩みを聞き、第3者的な立場で助言、サポートをする部門。

●臨床工学室

病院内で使われる医療器具の購買、修理を担当する部門。臨床現場からの不満点を基に改良することもあり、主に臨床工学士が働いている。

●医事課

病院において、診療の予約や受付、外来診療費の会計、診断書などの各種必要書類の手配、医療費の請求（レセプト）などを行う部門。

●医療情報センター

診察・検査・診断・治療の過程で蓄積される様々な医療データを集中的に管理する部門。

●基礎医学

「生理学」「病理学」「解剖学」「組織学」「生化学」「薬理学」など、医学の専門科目を学習する上で基礎となる知識体系。

●臨床医学

臨床現場で診察・検査・診断・治療を行うために必要な知識体系。「循環器学」「消化器学」「血液学」「神経学」などの臓器や器官ごとの知識、「産科学」「小児科学」「老人医学」などの年齢ごとの知識、「内科学」「外科学」「診断学」「救急医学」などの治療法ごとの知識などで構成される。

●社会医学

人の健康と、社会構造の変化や社会活動との関係性に関する知識体系。「衛生学」「公衆衛生」「疫学（統計医学）」「法医学」などで構成される。

●臨床実習

臨床現場で診察・検査・診断・治療を行うための思考法、実技、態度などを先輩の医者から学ぶ授業。全診療科を1～4週間ほどで回り、外来実習、病棟実習、手術見学などを体験する。

●外来実習

先輩の医者が外来患者を診察しているところを見学したり、実際に自分で診察したりする授業。ここでは、病歴聴取の技術、視診・打診・触診・聴診の技術、カルテの記入法などを学ぶ。

[参考文献]

●**「新しい診断学の方法論と患者へのアプローチ よき臨床医をめざして」**
Philip A. Tumulty, M.D. 著、日野原重明・塚本玲三 訳、医学書院

●**「ヒトの生物学」**
Daniel D. Chiras 著、永田恭介 監訳、丸善株式会社

●**「ギャノング 生理学 原書22版」**
William F. Ganong 著、岡田康伸ほか 訳、丸善株式会社

●**「ハーパー 生化学」**
Robert K. Murray・Daryl K. Granner・Peter A. Mayes・Victor W. Rodwell 著、上代淑人 監訳
丸善株式会社

●**「Minds 診療ガイドライン作成の手引き 2007」**
Minds 診療ガイドライン選定部会 監修／福井次矢・吉田雅博・山口直人 編集、医学書院

●**「[医療の質] を測る――聖路加国際病院の先進的試み」**
福井次矢 監修、聖路加国際病院 QI 委員会 編集、インターメディカ

●**「医師不足 苦しむ地方」**
東京新聞サンデー版（2007.6.10）

●**「生きかた上手」**
日野原重明 著／ユーリーグ

●**「大学病院革命」**
黒川清 著／日経BP 社

●**「病院のしくみ」**
木村憲洋・川越満 著／日本実業出版社

●**「薬局のしくみ」**
井手口直子・木村憲洋 編著／日本実業出版社

●**「素顔の医者」**
中川米造 著／講談社

●**「ヒトのからだ――生物史考察」**
三木成夫 著／うぶすな書院

著者の現職
聖路加国際病院院長

15歳からの「仕事」の教科書
医者のしごと

平成20年2月15日　発　行

著作者　福　井　次　矢

発行者　小　城　武　彦

発行所　丸善株式会社
出版事業部
〒103-8244　東京都中央区日本橋三丁目9番2号
編集：電話(03)3272-0511／FAX(03)3272-0527
営業：電話(03)3272-0521／FAX(03)3272-0693
http://pub.maruzen.co.jp/
郵便振替口座　00170-5-5

組版印刷・製本／壮光舎印刷株式会社

ISBN 978-4-621-07958-4 C2347　Printed in Japan

［スタッフ］

●企画・構成・取材・編集
イノウ **iknow**

●取材・調査
板倉義和 **Yoshikazu Itakura**

●イラストレーション
橋本 聡 **Satoshi Hashimoto**

●デザイン
木継則幸 **Noriyuki Kitsugi**（**infobahn**）

●写真
澁谷高晴 **Takaharu Shibuya**

●DTP
ムックハウスJr. **Mook House Jr.**